ÉTUDE

SUR

LES EAUX MINÉRALES

DE FONSANGE

OU

GUIDE PRATIQUE POUR LES PRENDRE AVEC SUCCÈS

PAR

THÉODORE ZALESKI

Docteur en médecine ; Ancien Chef-interne de l'Hôtel-Dieu de Nîmes ; Membre
de la Société médico-chirurgicale de Montpellier ; Inspecteur des Eaux minérales de Fonsange.

Naturam morborum curationes ostendunt.
(HIPPOCRATE.)

MONTPELLIER

TYPOGRAPHIE BOEHM ET FILS, PLACE DE L'OBSERVATOIRE

—

1864

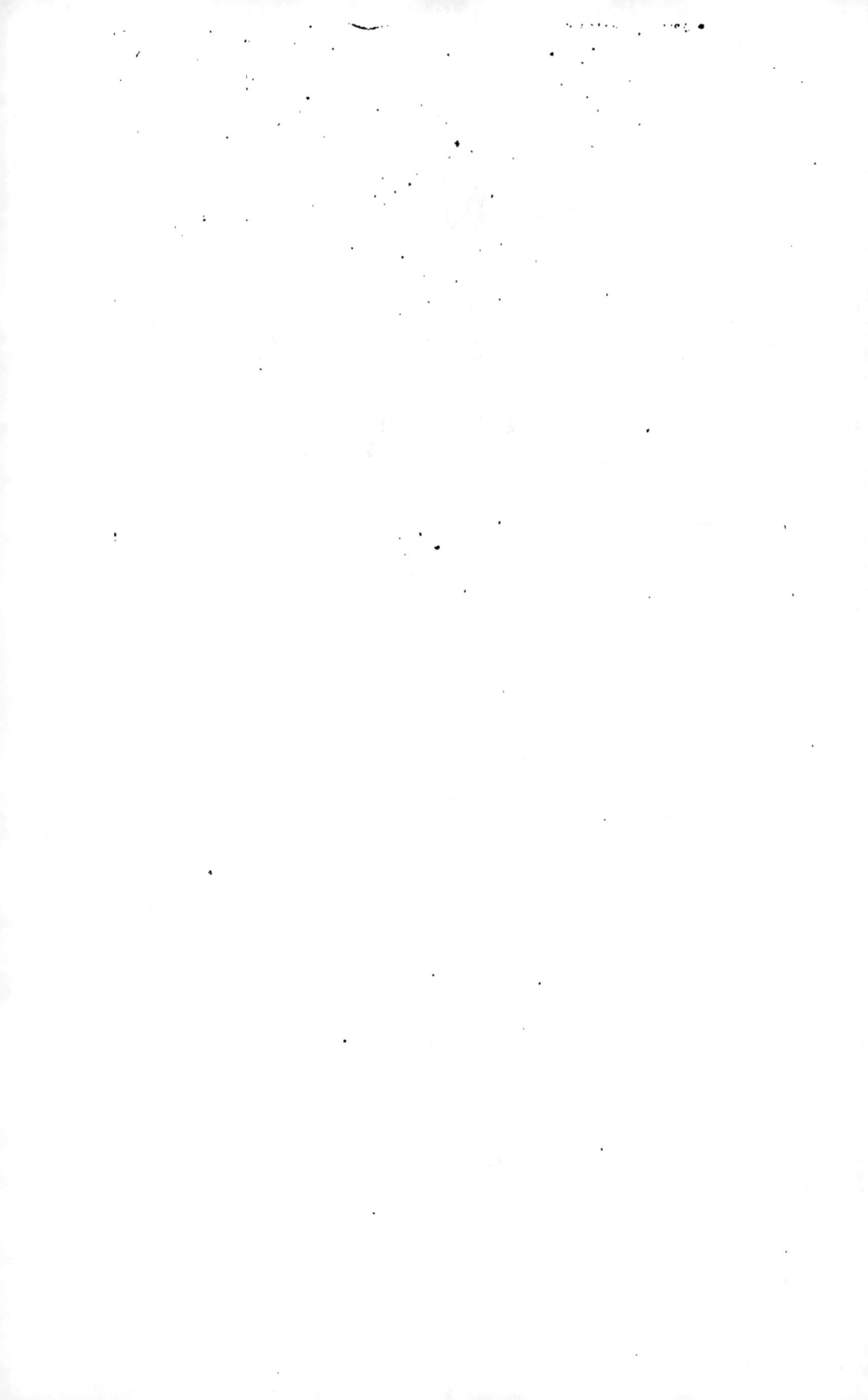

ÉTUDE

SUR LES

EAUX MINÉRALES DE FONSANGE

Te 163
781

ÉTUDE

SUR

LES EAUX MINÉRALES

DE FONSANGE

OU

GUIDE PRATIQUE POUR LES PRENDRE AVEC SUCCÈS

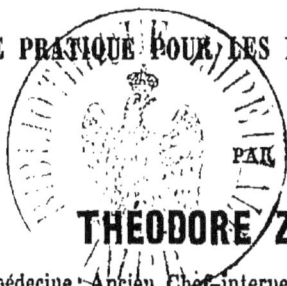

PAR

THÉODORE ZALESKI

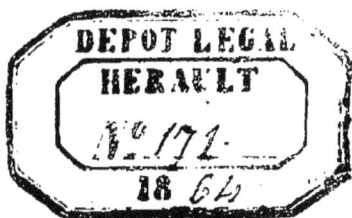

Docteur en médecine ; Ancien Chef-interne de l'Hôtel-Dieu de Nimes ; Membre de la Société médico-chirurgicale de Montpellier ; Inspecteur des Eaux minérales de Fonsange.

Naturam morborum curationes ostendunt.
(Hippocrate.)

MONTPELLIER

TYPOGRAPHIE BOEHM ET FILS, PLACE DE L'OBSERVATOIRE

—

1864

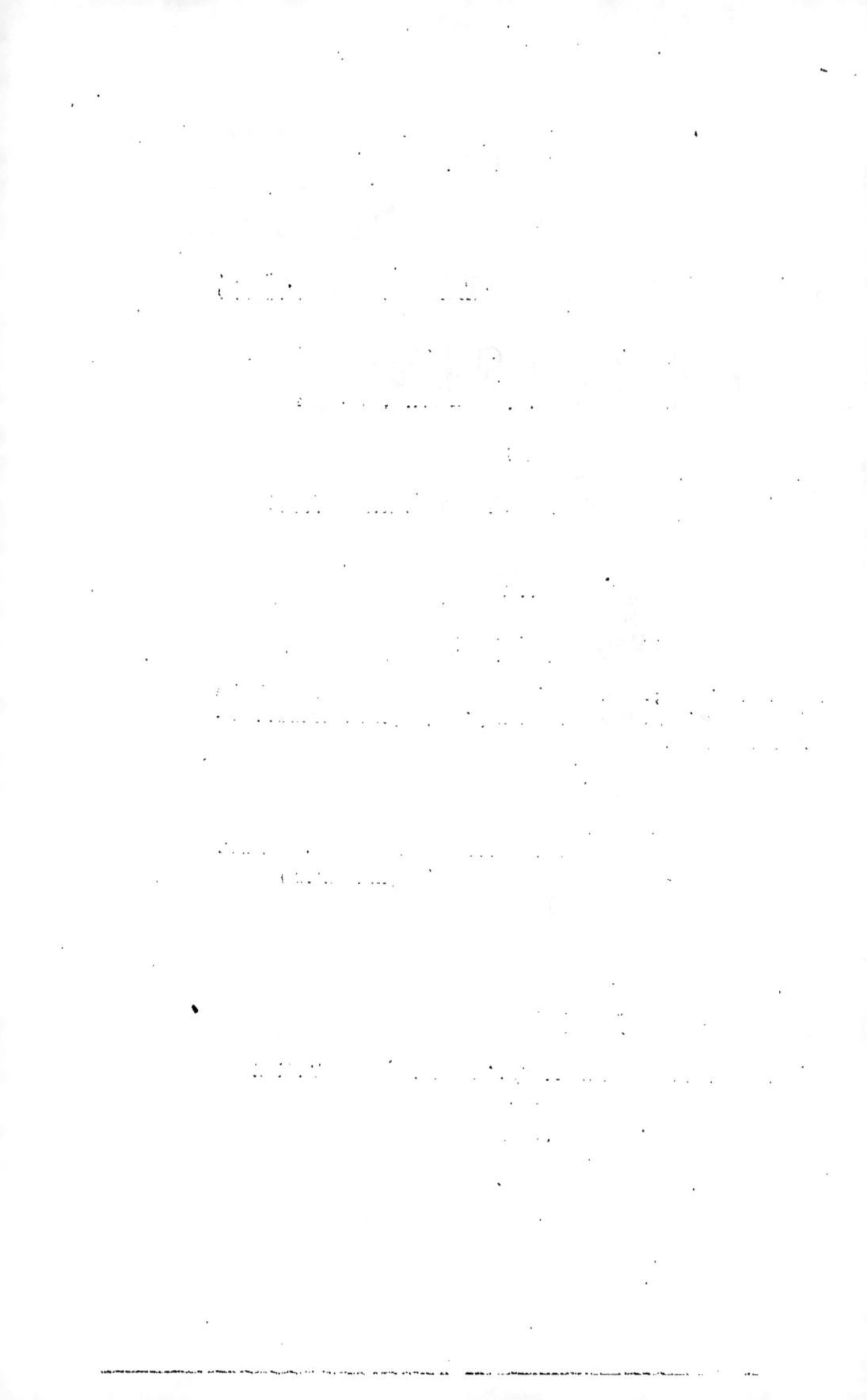

AVANT-PROPOS

———◇◇◇———

Si l'on consulte les annales de Sauve et de ses environs, on apprend que la source de Fonsange était connue depuis les premières années du dix-huitième siècle. Né à Sauve, l'illustre Astruc parle de ces eaux comme ayant déjà acquis de la célébrité parmi les populations qui les avoisi-naient. C'est là le fait historique le plus ancien que nous connaissions à leur sujet. Depuis lors, sans doute, ces eaux bienfaisantes se sauvèrent

1.

elles-mêmes de l'oubli par les cures précieuses qu'elles accomplirent d'année en année, jusqu'à ce que vint à Sauve le docteur Demorcy-Delettre, clinicien et observateur très-distingué, père de mon très-honoré confrère et auteur de documents scientifiques très-importants sur la composition chimique et l'action physiologique des eaux de Fonsange. Le docteur Delettre, dans son Journal d'inspection en 1818 et 1819, cite des faits d'une haute valeur médicale, et constate d'une manière précise les véritables propriétés des eaux minérales de Fonsange.

Tous les inspecteurs qui l'ont suivi ont laissé des mémoires remplis de faits recueillis avec soin au point de vue pratique. Le docteur Blouquier, auquel j'ai succédé comme inspecteur depuis cinq ans, a rédigé deux rapports très-judicieux où les observations de cures remarquables abondent.

Enfin, le docteur Montanari, pendant qu'il exerçait la médecine à Quissac, a publié une Notice très-bien développée sur l'action thérapeutique des eaux minérales qui nous occupent.

Aussi leur importance curative a-t-elle constamment grandi. De nombreux malades guéris confirment chaque année l'étendue de leur action bienfaisante et proclament bien haut leur privilége pour toutes les maladies herpétiques et pour toutes celles qui ont une affinité quelconque avec les affections éruptives. Ces succès éclatants, ces résultats très-authentiques, me prouvent, ainsi qu'à tous mes confrères qui envoient leurs malades à Fonsange, que ces eaux, par leurs propriétés électives sur l'enveloppe cutanée et leur puissance d'action sur le système nerveux, deviennent très-souvent le remède par excellence contre une foule d'états pathologiques.

Malgré le ridicule qu'on est assez disposé à jeter aujourd'hui sur l'engouement pour le traitement balnéaire, il est de la dernière évidence pour moi que la guérison des maladies chroniques, fort rare et peu durable, quels que soient et la sollicitude et les soins du médecin, s'obtient le plus souvent avec assez de facilité par l'usage des eaux minérales. Ces maladies, rarement dangereuses mais le plus souvent tenaces, sont de beaucoup plus nombreuses que les maladies aiguës, graves, compromettant la vie. La médecine ordinaire, malgré son activité, malgré l'emploi persévérant d'un traitement complexe, d'une méthode judicieuse, malgré le talent du praticien, est forcée souvent de se déclarer vaincue par elle. Le traitement thermal, de l'aveu des hommes compétents, jouit seul du privilége de suppléer à cette impuissance, de remplir cette énorme lacune, et il est devenu aujourd'hui, non pas par engouement mais par raison, une des principales ressources de l'art de guérir.

Les besoins nouveaux d'une clientèle croissante ont obligé les propriétaires de Fonsange à entreprendre de nombreuses et excellentes améliorations; aussi, sur ce terrain, n'ai-je que des éloges à leur adresser; je sais même que je n'ai pas besoin de les encourager à persévérer dans cette voie.

La source, à son lieu d'émergence, a été entourée d'une construction d'un aspect convenable. Des bassins souterrains très-vastes recueillent l'eau minérale qui sert à l'alimentation des bains. Le nouveau pavillon des bains, quoique construit dans des conditions négatives à l'égard de l'écoulement direct de l'eau minérale dans les baignoires et sans l'intervention de la pompe, présente cependant sous tous les rapports une supériorité marquée sur l'ancien. Cette construction nouvelle, outre un cabinet de douches, contient des logements commodes, d'un aspect très-agréable, et jouissant d'une vue très-étendue. Les propriétaires sont convaincus de la nécessité d'introduire d'autres améliorations; aussi ne tarderont-ils pas à rendre le chemin qui conduit de la route Impériale à leur établissement plus viable, le service de l'hôtel plus complet, l'ameublement de certaines chambres plus confortable. Je puis même assurer qu'ils sont disposés à mettre tout en œuvre pour que le baigneur n'ait qu'à se louer de son séjour à Fonsange, soit sous le rapport du bien à retirer de leurs eaux, dont l'efficacité est incontestable, soit sous le rapport de la bienveillance et de la cordialité avec lesquelles ils tiennent à traiter tout le monde.

ÉTUDE

SUR LES

Eaux Minérales de FONSANGE

Situation topographique ; climat ; caractères physiques, et analyse chimique des Eaux de Fonsange.

Dans le département du Gard, entre Sauve et Quissac, au pied de la montagne de Couthac, qui appartient au système calcaire oxfordien, se trouve l'établissement des BAINS DE FONSANGE. Il est situé dans une petite vallée fermée par des coteaux boisés où croissent le chêne vert, le mûrier, la vigne, l'olivier. Au centre de l'Établissement sort, en bouillant comme avec effort et sous une certaine pression, la source d'eau minérale qui sert à l'alimentation des bains. Le terrain où elle prend naissance a pour base des couches d'alluvion.

Aux environs, la nature possède un certain cachet alpestre. A l'Ouest, s'élève la montagne de Couthac, dont les pentes rapides se distinguent par un aspect sévère ; vers le Nord, le terrain s'incline et laisse voir aux baigneurs des vallées fertiles et bien cultivées.

Le climat de Fonsange est très-doux, le ciel beau, pur, presque toujours serein. Le thermomètre centigrade descend rarement et par exception au-dessous de zéro pendant l'hiver.

La moyenne de la température en été est de 22°,5
En automne, de...................... 14°,0
Au printemps, de.................... 15°,4
En hiver, de........................ 5° à 7°

La pureté de l'air, l'absence habituelle de perturbations dans l'atmosphère, une brise agréable soufflant indistinctement de tous les points de l'horizon et renouvelant sans cesse l'air qu'on y respire, rendent, au point de vue hygiénique, le séjour de Fonsange très-salutaire. Une eau potable de bonne qualité et fraîche, ne participant en rien aux caractères de l'eau minérale, est abondamment fournie par deux sources voisines.

En s'approchant de la montagne, on rencontre en abondance du lignite à fleur de terre. Dans le calcaire de Fonsange on trouve des filons de chaux carbonatée, affectant des inclinaisons obliques.

L'élévation de la source au-dessus du niveau de la mer est de 115 mètres, sa longitude est de 1°,55, son altitude de 43°,56.

L'eau de Fonsange prise à la source est claire, limpide, très-onctueuse au toucher ; elle dégage une forte odeur d'acide sulfhydrique. Cette odeur est pénétrante à tel point qu'on sent si un malade a pris son bain. A l'air libre, dans un vase ouvert, elle perd promptement son odeur d'hydrogène sulfuré, sa surface se couvre de couleurs irisées et souvent d'une légère pellicule. Si on agite le vase, la pellicule crève et laisse échapper de petites bulles gazeuses. En bouteille et bien bouchée, l'eau de Fonsange conserve l'odeur d'acide sulfhydrique deux ou trois jours seulement.

La barégine, souvent en gros flocons, peut être recueillie à la source ; cette matière pseudo-organique, savonneuse, de la consistance d'une gelée, est inodore et inaltérable. On ne doit pas la confondre avec la glairine, d'une autre espèce, qui s'attache aux parois des réservoirs, où elle forme une couche grise sur une boue noire. Exposée à une douce chaleur, elle prend une teinte rousse qu'elle perd promptement en la chauffant davantage. Cette seconde espèce de

2

glairine me paraît se rapprocher des nostocs ou des matières confervoïdes ; l'une et l'autre sont fortement azotées.

Le goût de l'eau de Fonsange est celui des eaux sulfureuses faibles, avec mélange d'une saveur très-légèrement aigrelette ; cette saveur est d'autant plus prononcée si on a laissé reposer l'eau à l'air libre. Le malade s'habitue très-vite à l'eau de Fonsange, il la boit en général avec plaisir, elle est légère et ne fatigue pas l'estomac.

La source de Fonsange n'est pas extrêmement abondante; mais, aménagée qu'elle est aujourd'hui par les captages que les propriétaires ont fait exécuter avec tout le soin qui doit présider à de semblables travaux, elle peut cependant suffire à tous les besoins d'une clientèle qui s'est considérablement accrue. Mesurée au printemps, longtemps après les pluies, la source fournit 1,650 litres par heure, soit 41,600 litres dans les vingt-quatre heures, résultat qui permettrait d'administrer de 180 à 200 bains par jour : or, ce chiffre, l'Établissement ne l'a pas encore atteint.

La source de Fonsange est intermittente ; ce phénomène paraît s'établir pour elle d'une manière permanente et régulière dès le mois de juin, pour disparaître insensiblement dans la saison des pluies. La durée de chaque intermission est de cinq à sept heures ; les intermissions plus longues font exception. Astruc, qui le premier s'en est occupé, trouve un très-grand rapport entre ce phénomène et celui du flux et du reflux de l'Océan, et il ne repousse pas l'idée, malgré l'immensité de la distance, d'une communication souterraine entre cette mer et la fontaine de Fonsange. Il fixe la durée de chaque écoulement à sept heures vingt-sept minutes, et l'intermission à cinq heures.

Il me semble que sans supposer, avec le célèbre Astruc, une voie de communication aussi étendue et qui paraît impossible, on peut trouver raison de l'intermittence en admettant dans les entrailles des montagnes à couches jurassiques, qui forment la première chaîne des Cévennes, une cavité où l'eau minérale séjourne et ne peut donner d'écoulement à la fontaine de Fonsange que par un siphon, lequel se trouve amorcé quand l'eau de la cavité arrive à sa partie supérieure, et qui cesse de couler par l'épuisement de l'eau au-dessous du niveau de sa plus grande branche. Cette explication rend-elle compte de tout ? Ne faut-il pas tenir compte aussi de la pression atmosphérique, de la direction, de l'intensité des vents ? Nos observations nous portent à croire que ces causes peuvent favoriser ou contrarier l'écoulement, en diminuant ou augmentant l'intermission. Mais notre but n'est pas de discuter à fond cette question ; l'important, à notre point de vue, est que le phénomène curieux de l'intermittence n'influe en rien sur la valeur médicale de l'eau, n'altère nullement ses propriétés curatives et ne porte préjudice qu'à la quantité du débit journalier, qui est largement compensée par la prévoyance des propriétaires.

Les eaux de Fonsange sont classées depuis longtemps parmi le groupe des eaux sulfurées-sodiques.

La température de la source au robinet d'écoulement est de 20° Réaumur, de 25 à 26° centigrades.

Les eaux de Fonsange rougissent le papier bleu de tournesol; essayées au moyen des réactifs, elles se comportent ainsi qu'il suit :

Ammoniaque.......... Précipité floconneux insoluble dans la potasse caust.

Potasse.............. Précipité blanc.

Carbonate de soude..... Précipité blanc.

Tannin.............. Colorat. tirant sur le violet.

Acide sulfurique........ Pas d'action appréciable.

Chlorure d'or.......... Pas d'action sensible.

Azotate d'argent........ Précipité blanc insoluble dans l'acide azotique.

Oxalate d'ammoniaque... Précipité blanc.

Sol. alcool. de savon.... Grumeaux blancs très-nombreux.

Deux litres de cette eau renferment :

1° Un certain volume d'acide carbonique libre ;

2° Un autre volume d'acide carbonique qui s'unit aux carbonates de chaux et de magnésie, pour les constituer à l'état de bi-carbonates ;

3° La glairine, qui est un principe complexe renfermant l'hydrogène, l'oxigène et le carbone, auquel s'ajoute non-seulement l'azote, mais encore le soufre qui s'y trouve à l'état de combinaison, indépendamment de celui qui peut y être mélangé mécaniquement.

4° [1] Sulfure de sodium........	0,015 $\frac{4}{10}$	
Carbonate de chaux..........	}	0,404
Carbonate de magnésie......		
Chlorure de calcium........	}	0,018
Chlorure de magnésium......		
Chlorure de sodium....		
Sulfate de soude.......... ..	}	0,150
Sulfate de magnésie.........		
Sulfate de chaux..........	traces.	
Silice.................	traces.	
	0,587	

---

[1] Cette analyse est nouvelle ; je la dois à l'obligeance de l'excellent et très-savant M. Plagnol (de Nimes), qui a daigné me diriger et m'aider dans ces recherches.

2.

Action générale physiologique ; effets primitifs et secondaires,
suivant l'âge, le tempérament et le genre de maladies.

L'eau de Fonsange étant un médicament complexe
dans ses éléments constitutifs, il est assez difficile de bien
déterminer son mode d'action par ses propriétés générales.

Astruc a dit le premier : « L'eau de Fonsange est propre
à détremper, délayer, laver la masse du sang, à en adoucir l'acrimonie et à lui redonner sa première fluidité. Elle
agit, comme les autres eaux minérales, assez par les selles,
mais beaucoup plus par les urines. »

Le docteur Demorcy-Delettre, dans son Journal, en
1819, trouve « que l'eau de Fonsange exerce une action
spéciale sur le système lymphatique, donne plus d'activité
aux fonctions du système exhalant, quelle excite aussi la
sensibilité et produit une sorte d'expansion ou de turges-
cence du sang. »

Le docteur Blouquier, mon prédécesseur, dans son Rapport de 1853, écrit : « Les eaux de Fonsange agissent sur
la peau et portent leur action sur les urines ; elles sont
toniques ; elles accélèrent la circulation, augmentent la
transpiration et l'appétit, calment le système nerveux. »

Le premier effet physiologique le plus constant et qui
arrive chez certains malades après quelques verres d'eau

bue pour ainsi dire à titre d'essai, chez d'autres après trois ou quatre bains, est une excitation nerveuse et sanguine.

Cette excitation consiste dans l'irritabilité générale, dans l'agacement, dans la tension de la fibre; chez les personnes délicates, naturellement impressionnables, sensibles, ces effets sont plus prononcés. Les tempéraments sanguins éprouvent une excitation plus grande, ils peuvent être incommodés momentanément par une céphalalgie, par la pesanteur de tête, par des bouffées de chaleur, par la propension au sommeil et par des palpitations.

En continuant le traitement, et au bout de quelques jours suivant les idiosyncrasies, les sécrétions augmentent.

C'est à ce moment que l'action bienfaisante de l'eau commence à se faire sentir; l'impulsion est donnée; l'action spéciale, élective, va guérir ou modifier cette dartre dont la surface, plus chaude en apparence, plus irritée, suppurant au double, prendra bientôt, sous l'influence du stimulus balnéaire, un aspect plus satisfaisant. Il s'opérera un changement manifeste dans la crase des humeurs, dans le tissu cutané qui la porte, dans les excrétions qui chassent cet élément morbide, et généralement dans toute la constitution. Un effet semblable se fera sentir non-seulement dans les affections de la peau, mais dans plusieurs maladies en apparence très-différentes, comme la chlorose, l'aménorrhée, les engorgements et les obstructions glandulaires chez les enfants, les manifestations scrofuleuses sous toutes les formes.

Ici, je dois faire remarquer à mes lecteurs que le tégument externe n'est point, tant s'en faut, le siége unique de l'éruption herpétique ; que les membranes muqueuses en sont très-souvent frappées, soit par une extension de la lésion qui a son siége primitif sur la peau, soit en se déclarant d'emblée sur les muqueuses, dont la structure offre, avec l'enveloppe cutanée, la plus grande analogie. Dans le premier cas, nous trouvons de nombreux exemples dans les ophthalmies eczémateuses des enfants ou des grandes personnes, dans les écoulements herpétiques du col de la matrice et du vagin, dans les fissures eczémateuses de l'anus et des éruptions dartreuses du périnée. Dans le second cas, le tégument externe sera intact et l'affection herpétique débutera par la bronchite, le catarrhe, l'asthme, l'angine granuleuse, les gastralgies et même par des gastrites et des entérites d'origine dartreuse. Il est évident qu'en admettant la diathèse, c'est-à-dire la disposition morbide particulière d'acquérir telle maladie plutôt que telle autre, on comprendra facilement que, en vertu d'une propulsion générale cachée, un malade peut présenter une affection qui diffère sous le rapport de la

forme, mais qui tient à la même famille par la com-
munauté d'origine et de nature.

Un grand nombre de jeunes enfants atteints de maladies du même genre, arrivent chaque saison à Fonsange. L'historique de leurs maladies offre une très-grande
analogie : ou l'affection herpétique prédomine et se présente avec une grande acuité, sans imprimer aucun
trouble à la santé du sujet; ou bien, au contraire, ils portent des exanthèmes insignifiants, mais alliés à la langueur
des fonctions de la nutrition, à la grande disposition aux
rhumes, aux maux de gorge, aux conjonctivites oculo-
palpébrales, etc., etc. Ils ont eu, ou la rougeole, ou la
coqueluche, et depuis il leur est resté ce qu'on appelle
vulgairement *la poitrine grasse*, c'est-à-dire, que la muqueuse bronchique reste fluxionnée, irritée ; on leur a
administré le lait d'ânesse, les mucilagineux, les béchiques;
on les a enveloppés de flanelle, on a couvert leurs bras de
vésicatoires. Les toniques, les changements d'air n'ont
pas eu raison de cet état particulier du lymphatisme.
D'autres encore n'apportent avec eux à Fonsange qu'une
grande excitabilité nerveuse; ils sont très-maigres, disposés aux sueurs, décolorés, dyspeptiques malgré leur âge.
La muqueuse intestinale sécrète une grande quantité de
liquides dont l'abondance entraîne un épuisement marqué; aussi leurs ganglions s'engorgent; leur aspect est

triste ; ils s'amusent, ils courent, ils répètent qu'ils n'ont de mal nulle part ; mais évidemment ils sont comme les poitrinaires avancés, qui ne se croient pas malades et qui cependant plongent un pied dans la tombe. On a fait aussi des remèdes pour ces enfants : on est allé aux bains de mer, on a peut-être administré l'iode, le fer, le quinquina. Je suis tranquille sur leur compte, ils feront mieux que les poitrinaires dont nous parlions tout à l'heure : ils sont venus à Fonsange, et je vous certifie, par mon expérience, qu'ils guériront.

En continuant d'analyser les faits cliniques anciens et nouveaux, on trouve une autre catégorie de baigneurs qui se trouvent admirablement bien de nos thermes : ce sont des jeunes personnes de quinze à vingt ans. A peine formées, elles subissent déjà une dépression des forces vitales bien marquée ; leur appétit est le plus souvent capricieux, leur peau est fine, molle, blanche, sillonnée de veines bleues ; elles sont essoufflées, sujettes à des palpitations nerveuses, à des rachialgies ; elles sont chlorotiques par l'aspect de leur conjonctive d'un blanc opalin. Il n'y a pas d'état local de maladie ; il n'y a pas de diathèse prononcée, mais un terrain favorable au développement de toutes les maladies atoniques. Aussi, les premiers médecins qui les ont soignées ont cherché à changer la nature du sol en prescrivant l'huile de foie de morue, les amers, et rempli le but d'une sage prévoyance par l'emploi de bains sulfureux comme un des plus puissants agents de modification de l'économie.

Pour me rendre un compte raisonné et exempt de toute espèce d'exagération ou d'enthousiasme irréfléchi pour les eaux de Fonsange, j'ai observé avec la plus grande attention la médication thermale de ces jeunes personnes, et j'ai vu presque toujours les désordres fonctionnels cités plus haut se modifier, la surexcitation du système nerveux tomber, la mauvaise disposition qui troublait l'exercice des fonctions physiologiques se corriger et disparaître souvent avec une promptitude qui semblait tenir du prodige.

Ce prodige, pour moi, n'est pas extraordinaire et inexplicable: il tient essentiellement à la puissance d'action de l'eau de Fonsange dans les affections herpétiques, qui m'a fait souvent découvrir la transmission héréditaire chez les personnes qui n'ont gardé aucun souvenir des infirmités de divers membres de leur famille, ou qui ignoraient leurs propres antécédents. Nous sommes loin de nier la possibilité de cures spontanées dans les cas cités plus haut et en dehors de l'herpétisme ; mais le résultat d'une observation attentive nous oblige à compter souvent avec le vice dartreux, qui existe pour ainsi dire à l'état latent, qui échappe à notre diagnostic parce qu'il n'a pas stigmatisé le corps de ses macules, ou n'a pas pris droit de domicile chez le malade. En scrutant avec soin le passé, on recueille d'ordinaire des renseignements suffisants pour trouver la filiation, à moins que le malade, peu soigneux de sa santé, n'ait tenu aucun compte des indispositions qui n'ont point mis d'obstacle à ses occupations ou à ses plaisirs.

Si l'on croit, avec moi, à l'existence d'un principe morbide qui se manifeste dans la diversité des éruptions cutanées ou muqueuses, si l'on croit à la possibilité de la transmission de ce vice par voie héréditaire, on admettra comme conséquence possible l'existence de certains états pathologiques siégeant dans les organes des autres systèmes, et dont la cause présumée tiendra essentiellement à ce vice.

J'ai donné mes soins à un malade qui a présenté des troubles gastriques, des vomissements d'aliments solides, avec une tumeur à l'épigastre, et qui a succombé avec des vomissements noirs caractéristiques de l'existence d'un cancer, et je lui ai toujours vu négliger un psoriasis très-étendu aux jambes. Pour moi, je n'ai jamais pris cette dartre pour une maladie coïncidente, au contraire j'ai jugé le malade atteint d'une diathèse herpétique qui est devenue cause efficiente de la maladie cancéreuse.

La majeure partie des baigneurs qui peuplent Fonsange

sont atteints de maladies herpétiques ; toutes ces maladies, prises dans le sens général, sont guéries ou heureusement modifiées par ces eaux. L'eczéma , l'impétigo , les
psoriasis, les acnés , les pityriasis , les éphélides, abondent
à chaque saison. En m'appuyant sur les faits anciens et
nouveaux , je puis constater, une fois de plus , que l'action curative des eaux de Fonsange s'exerçait réellement
et d'une manière toute spéciale sur la peau. L'usage de
ces bains calme l'éréthisme nerveux et l'exaltation de
tout le système capillaire de cet organe ; la température
de la peau est généralement abaissée ; cette enveloppe
se décolore , et l'activité , l'exagération dans la circulation
du sang se déplace et abandonne les parties malades.

A Fonsange, les crises curatives par les sueurs sont très-
fréquentes ; pour les favoriser, le malade est obligé de se
mettre au lit ; alors, à la sédation succède le plus souvent
une activité plus grande dans la circulation du sang. Sous
la seule influence des forces naturelles, une douce chaleur, active , pénétrante se répand dans tout le corps et se
propageant de l'intérieur des organes à l'extérieur, couvre
la surface de la peau d'une sueur abondante, pour lui rendre bientôt son coloris habituel et sa souplesse. Si la réaction se renouvelle souvent, elle amène à l'extérieur des
anciens exanthèmes disparus aux dépens des bronchites,

3

des angines, des ophthalmies, des migraines, des accidents hystériques et autres maladies chroniques.

Je crois devoir réparer ici un oubli que mes honorables prédécesseurs ont commis peut-être volontairement. Aucun d'eux n'a constaté l'action des eaux de Fonsange dans les affections syphilitiques. Est-ce qu'un fait aussi remarquable a pu échapper à leur observation ? Il m'est impossible de l'admettre ; je pense plutôt qu'ils n'ont pas voulu lever franchement le voile qui couvrait certains cas morbides, ou bien que leur esprit, doutant de la nature du mal, a pu osciller entre la dartre et la syphilis.

Je ne puis partager cette indécision, et je n'hésite pas à signaler à mes lecteurs la propriété précieuse qu'a l'eau de Fonsange d'agir sur les constitutions viciées par les accidents syphilitiques, de découvrir l'existence de ce virus endormi par des traitements incomplets, de fouiller le tempérament dans le sens dépuratif, et de réveiller ce loup endormi qui s'apprête en silence à ronger sa proie. Et d'ailleurs, cette propriété n'est pas exclusive à l'eau de Fonsange ; d'autres sources sulfureuses la possèdent, je crois peut-être, à un plus haut degré. La question est trop grave pour ne pas insister davantage. Je vais la résoudre, j'espère, dans le sens de mon opinion, en citant ici quelques faits.

M. B..., de l'arrondissement du Vigan, âgé de 56 ans, marié depuis onze ans, père de deux charmants enfants, vint à Fonsange le ..., pour se guérir de plaques d'un herpès circiné à la nuque. L'aspect nummulaire du mal, sa progression centrifuge, les démangeaisons sensibles qu'il causait, nous le firent classer, avec quelque hésitation cependant, dans la catégorie des dartreux.

Huit jours se passèrent sans aucun changement; à partir de là, le malade se plaignit d'une céphalalgie. On suspendit les bains, le malade croyant y avoir pris froid. Le mal de tête augmenta. M. B.... continua néanmoins de boire l'eau minérale; mais, voyant son malaise persister, il quitta l'établissement.

A peine arrivé chez lui, il est couvert de taches brunes cuivreuses au front et sur plusieurs autres régions du corps, intercalées d'une roséole syphilitique : *morbus venereus.*

Son médecin ordinaire ne voulut pas se charger de lui annoncer tout seul cette pénible découverte. Il accompagna M. B... chez moi, et dans le silence du cabinet le malade nous fit une ample confidence d'un accident déjà oublié, tellement il était d'ancienne date.

Un traitement convenable, suivi pendant trois mois, permit à M. B... de revenir à Fonsange, d'y séjourner vingt jours et de guérir sans autres entraves son herpès de la nuque.

Madame L.... (de X...), âgée de 41 ans, mariée depuis vingt ans, est venue à Fonsange pour accompagner sa fille, âgée de dix-sept ans, atteinte d'un psoriasis palmaire chronique. Elle-même, toujours bien portante, mais ressentant depuis peu de temps de la pesanteur et les tiraillements d'un lumbago, a voulu utiliser son temps à l'établissement et prendre des bains. D'ailleurs, son médecin l'y avait autorisée. Ayant pris douze bains sans avoir bu une seule goutte d'eau minérale, qui lui répugnait, elle retourna chez elle toujours bien portante.

Au bout de trois mois à peu près, une révolution s'opère : les jambes s'enflent, fourmillent; la peau se couvre de rougeurs, des durillons naissent, des tubercules indurés se développent, ils s'ulcèrent, présentent une coloration violacée et se changent en une foule de chancres indurés. La peau de l'abdomen, de la poitrine, se couvre de plaques cuivreuses; et, comme si ce n'était pas assez de tous ces stigmates indélébiles pour reconnaître la trace de la syphilis, des plaques muqueuses se forment autour de l'anus, et une demi-paralysie des extrémités inférieures, compliquée d'une incontinence d'urine, couronne [1] ce triste tableau.

---

[1] Signe très-probable de la formation d'une exostose dans le canal rachidien.

Pauvre victime! ton innocent màrtyre punit sévérement celui dont l'impardonnable légèreté a donné naissance à cet état de misère! Il reconnaît sa faute, très-ancienne du reste et oubliée par lui, comme cela arrive d'ordinaire, et, plein de repentir, il entoure sa femme de soins et de sollicitude. Le cas me parut si grave que je fis admettre un autre confrère à donner, conjointement avec les miens, ses soins à cette dame; heureusement la malade a guéri complè-tement.

Ignorant la nature de son mal·, et n'ayant rien à repro-cher aux eaux de Fonsange, elle est revenue une autre fois avec sa fille et s'est très-bien trouvée de l'usage des bains sulfureux.

Il y a quatre ans, j'ai reçu une lettre d'un docteur des plus distingués des environs de Montpellier, conçue à peu près dans ces termes :

« J'envoie M. F... aux eaux de Fonsange, pour qu'il confirme l'état de sa santé. Ce jeune homme est à la veille de se marier. Je lui ai fait entrevoir tout le danger de cette décision, s'il ne fait pas avant tout disparaître toute trace d'une affection syphilitique contractée, il y a deux ans, avec une grande acuité. Cette maladie a été combattue en son temps avec beaucoup d'énergie ; mais elle a signalé sa présence par des plaques muqueuses dans la bouche,

3.

il y a à peine quatre mois; après des cautérisations fréquentes et un nouveau traitement, j'ai tenu essentiellement à l'envoyer à vos eaux sulfureuses, afin de retirer
de leur usage la confirmation de sa guérison. »

M. F.... s'est conformé de bonne grâce aux prescriptions de son docteur. Pendant les vingt jours qu'il a passés
à Fonsange en traitement, rien de nouveau n'a paru; il
a gagné, sous tous les rapports, en bien-être général, il
a pris de la vigueur, et depuis son retour chez lui rien
encore n'est venu justifier les craintes sagement prévoyan-
tes de son médecin.

Il est inutile de multiplier ici des exemples qui malheureusement ne sont pas très-rares. Ceux-ci suffisent pour
prouver ce que nous avons voulu établir.

Il est évident que le premier malade, M. B..., a été
sujet depuis longtemps à la céphalée, dont la cause a
échappé au diagnostic du médecin; que l'herpès circiné
pour lequel il est venu à Fonsange a servi de masque à un
vice plus radical et constitutionnel. — On ne peut douter
non plus du bienfait immense que la seconde malade a
retiré de l'emploi de l'eau de Fonsange, qui a mis à nu les
mystères d'un ancien désordre du mari. Qu'aurait fait un
traitement ordinaire appliqué à une paraplégie de cette
triste provenance, sans des moyens spécifiques qui ont eu

un plein succès? — N'est-ce pas enfin une précieuse confirmation que celle remportée par M. F... de l'établissement de Fonsange? Ce n'est plus l'assurance d'une fausse sécurité, et sous condition d'une récidive plus ou moins prochaine; mais la preuve d'une santé reconnue exempte de ce mauvais levain qui a tant préoccupé la sollicitude paternelle de son estimable docteur.

L'eau de Fonsange, prise en boisson, agit d'une manière différente suivant l'âge, le sexe, le tempérament et le genre de maladie qu'elle est destinée à combattre.

Sur l'homme d'un âge mûr, elle est diurétique, laxative et apéritive, à la dose de quatre à six verres par jour. Son action stimulante sur l'appareil digestif est très-marquée par l'augmentation d'appétit, le calme de la digestion et la régularisation de toutes les fonctions qui s'y rattachent. Elle agit mieux sur les tempéraments moyens ou faibles que sur les constitutions en excès de pléthore.

Chez les enfants et les jeunes personnes, chez les lymphatiques bien prononcés, elle est encore plus franchement stimulante et tonique. A une dose plus forte ou exagérée, elle augmente la sécrétion de l'urine, multiplie les selles, pousse aux sueurs et à la salivation; elle donne parfois une irritation passagère du larynx. J'ai vu une sorte d'enrouement avec irritation de l'arrière-gorge persister pendant quelques jours chez certains malades. Les nourrices se trouvent mal de cette boisson, car elle diminue la sécrétion du lait. — La menstruation est ordinairement hâtée, rappelée dans les cas de suppression intempestive ou de la ménopause anticipée.

Je ne dois pas omettre l'action des *boues* de la fontaine de Fonsange, qui sont employées comme topiques résolutifs dans divers cas d'engorgements indolents. Elles ne sont pas malheureusement assez abondantes pour les utiliser dans un établissement particulier.

Ces boues sont sulfureuses, ferrugineuses et ammoniacales. Les matières organiques y sont déposées en abondance, elles décomposent les sulfates et les changent en sulfures. L'ammoniaque est fournie par la matière organique elle-même. Sur les parois des bassins, le dépôt de cette boue est plus onctueux, et il paraît être formé principalement de sulfate de chaux, de fer, et d'un savonule qui provient de la décomposition des conferves. Cette boue, étant très-excitante et plus tonique que l'eau minérale, doit être réservée pour les cas exceptionnels où l'action de l'eau de la source paraît, au bout d'un certain temps, ne pas modifier avantageusement la partie malade.

J'avertis les partisans des applications de cette boue, qu'ils doivent user de ce moyen avec le plus grand mé-

nagement, car l'inflammation franche et l'irritation longue
à tomber, peuvent très-bien suivre une application intempestive. Je suis très-circonspect dans l'emploi de cette boue,
et je le réserve aux cas d'une manifestation herpétique
indolente et atonique, aux ulcérations psoriques chroniques, et quand il faut rappeler au dehors une maladie
cutanée critique, répercutée.

Mode d'action thérapeutique des eaux de Fonsange.

J'ai démontré, dans le chapitre précédent, que la source
de Fonsange, considérée dans son effet physiologique général, détermine une stimulation, une hypersthénie curative, qui réduit l'excitation minérale particulière à une
impulsion révulsive, altérante ou contro-stimulante. Mais
cette action apparente, sensible, raisonnée, qui joue sans
contredit un rôle important dans la guérison de la maladie, n'est pas seule à se manifester. Il s'y joint une autre
médication mixte, à la fois chimique et vitale, préparée et
combinée dans les entrailles de la terre, sans analogie
avec des remèdes sortant de l'officine pharmaceutique, se
passant dans l'intimité de nos organes, imprimant à l'économie des changements brusques ou modérés, apparents
ou indéterminés, relevant les propriétés vitales à leur
niveau primitif, et ramenant le plus souvent notre orga-

nisme, par la secousse, le stimulus, ou simplement par une action qu'on pourrait nommer mystique, au système régulier des fonctions et de la santé.

Dans cette question si complexe, dans ce problème si difficile à résoudre, donner une application rigoureuse, scientifique, sans tomber dans l'hypothèse, n'est pas chose facile.

Je pense, avec tous ceux qui ont écrit sur l'action médicale des eaux minérales, qu'elles donnent lieu, au sein de nos tissus, à des réactions chimiques de diverse nature, mais constantes, d'où proviennent des effets thérapeutiques secondaires. Je me rends un compte exact des effets particuliers produits par les principes minéralisateurs de l'eau de Fonsange ; je connais rationnellement son action curative, par les faits chimiques que j'ai observés ; mais la chimie me laisse ignorer le mode de sa combinaison primitive et l'affinité de la matière organique qui lie si bien les molécules dont elle est composée. Aussi, au lieu de diviser et de séparer les éléments de son action thérapeutique, je la considère dans son ensemble et je trouve en elle une force médicatrice tonique, résolutive et sédative, d'une puissance dynamique assurée, un remède d'une composition chimique connue, qui peut mettre à découvert une maladie occulte et dont l'action, appréciée d'avance, peut être toujours dirigée vers un but déterminé.

Des dispositions particulières du baigneur. Conseils sur la manière d'employer l'eau de Fonsange ; précautions et soins à prendre dans son emploi.

On ne doit jamais recourir à la médication thermale pour une maladie aiguë, qu'elle soit accompagnée de beaucoup de fièvre, ou sous la dépendance d'une phlegmasie profonde. Les malades atteints des affections chroniques, et que la fièvre mine, ceux qui souffrent d'une dégénérescence cancéreuse, d'une fonte de tubercules, d'une congestion sanguine au cerveau, aux poumons, d'un anévrysme au cœur, d'un rhumatisme articulaire aigu ou chronique, doivent fuir Fonsange : l'usage de notre eau aggraverait indubitablement l'état précaire de ces malades, et les pousserait plus rapidement vers une mort certaine.

Le malade doit également être pénétré de l'idée que les soins hygiéniques ajoutent beaucoup à l'action médicamenteuse de l'eau minérale ; il importe donc que le baigneur profite largement, pendant son séjour à Fonsange, de l'air, du climat et de la température.

J'ai déjà dit plus haut que l'air y était pur et salubre, le climat doux et favorable. Vous, habitants d'une grande ville, élevés mollement ou livrés à des occupations sédentaires, puisque vous avez quitté les travaux de votre ca-

binet ou le comptoir où vous étiez naguère absorbés par
l'intérêt de vos affaires, et puisque vous avez planté votre
tente à Fonsange, profitez-en pour y mener une vie cham-
pêtre : vous en recueillerez sûrement les fruits. Le résultat ne tardera pas à se faire sentir. L'action de notre
eau minérale en sera augmentée ; elle aura sur vous un
succès plus facile. Du reste, à Fonsange, vous le sa-
vez déjà, et je puis le dire tout haut, vous vivrez dans le
plus strict incognito ; vous n'aurez pas de plaisirs bruyants,
points de bals, point de fêtes; mais vous jouirez du laisser-
aller qui a tant de charmes, d'un sans-façon de bonne
compagnie qui vous délivrera, pendant tout votre séjour,
des ennuis de l'étiquette. Une hospitalité cordiale, une
sympathie affectueuse vous seront offertes en compensa-
tion du bruit et du faste des salons. Ne les regrettez pas.
J'aime infiniment mieux pour vous les douces distractions,
le calme de l'esprit et du cœur, la majesté de la nature
et la salubrité de l'air. Mais si, au lieu de profiter de cette
vie en plein champ, vous passez douze heures au lit, et
le restant en lectures ou en méditations sur vos craintes
ou vos espérances, vous guérirez peut-être, mais vous
n'obtiendrez certainement pas tout l'effet médical que vous
êtes en droit d'attendre.

A Fonsange, il faut que les malades se lèvent de quatre
à cinq heures du matin; c'est le moment le plus favorable

pour boire l'eau en promenant. Trois ou quatre verres, selon le genre de maladie, doivent être pris avant le bain, à une distance d'une demi-heure l'un de l'autre. Je ne reconnais d'exception que pour les êtres faibles, les enfants, les convalescents ou les valétudinaires. Il est préférable de ne pas boire l'eau minérale dans le bain. Ceux qui y sont obligés, soit parce qu'ils viennent du dehors, soit parce qu'ils craignent ou répugnent de boire l'eau de Fonsange de grand matin et à jeun, peuvent en prendre dans le bain ; mais il sera convenable, pour rendre son effet plus efficace, pour faciliter sa digestion et surtout pour ne pas produire un refroidissement intérieur, de la prendre à la température du bain. Dans ce but, le baigneur, muni de sa bouteille remplie de l'eau de la source et bien bouchée, n'aura qu'à la plonger en partie dans sa baignoire, dont l'eau, ordinairement à 28, 50 ou 35°, communiquera la même chaleur à l'eau de la bouteille. Je recommande cette précaution surtout aux personnes atteintes d'affections catarrhales, de bronchites, de maladies du larynx, aux asthmatiques et à ceux qui souffrent de la dyspepsie. Ils pourraient, à la rigueur, mêler à l'eau, en petites proportions, du lait chaud, et ils obtiendraient par ce moyen le même résultat. Le malade doit prendre l'après-dînée une quantité d'eau minérale analogue à celle qu'il a prise le matin. Au bout de quelques

4

jours, il augmentera la dose progressivement et se gardera d'en user différemment et à la légère. Il doit avoir constamment présent à l'esprit cette vérité, que l'eau de Fonsange est un remède thérapeutique d'une grande valeur, mais aussi moins innocent que ne le prétendent certaines personnes qui, s'en étant gorgées sans mesure, et n'en ayant ressenti ni réaction ni embarras gastro-intestinal, se croient autorisées à inviter les autres à imiter leur exemple. Les choses ne se passent pas toujours ainsi ; un mouvement fébrile peut suivre cet excès intempestif de boisson minérale, et une phlegmasie aiguë s'emparer des tissus ou des organes affectés. Il faut que le malade sache bien que l'eau de Fonsange n'est pas une simple boisson plus ou moins insipide, n'agissant qu'avec lenteur et indolence ; mais un médicament naturel complexe, lequel, une fois ingéré, produit, par sa présence dans l'estomac, divers phénomènes immédiats et éloignés. Comment pouvez-vous compter sur la guérison si vous digérez mal votre remède, si vous l'employez à une trop forte dose, si vous fatiguez l'estomac avant qu'il puisse opérer la chymification et porter dans le torrent de la circulation les substances actives de l'eau minérale ? Buvez donc toujours de l'eau de Fonsange avec mesure ; respectez les limites qui vous sont conseillées ; ne mettez pas votre corps à l'épreuve, ne fatiguez pas votre estomac, ne commettez pas la folie d'absorber vingt, trente, quarante, cinquante verres d'eau minérale. Vous vous donneriez ainsi des nausées, un sentiment de plénitude, de satiété, d'où pourraient résulter une fâcheuse excitation, un dévoiement ou une irritation gastro-intestinale. Cela serait d'autant plus regrettable, que cette indisposition serait provoquée par vous en pure perte. Vous ne t'reriez aucun bénéfice de cette médication *en poste* et à trop haute dose; vous y gagneriez une indigestion d'eau minérale, absolument pareille à l'indigestion d'un repas trop copieux ou arrosé par de trop fortes libations. Il vous faudrait du temps ensuite pour remettre votre estomac dans son état normal, peut-être même vous faudrait-il interrompre votre traitement balnéaire, ce qui ferait manquer le but de votre séjour à Fonsange.

Je sais qu'il est avantageux de prendre en boisson une bonne quantité d'eau minérale; mais il est rationnel, avant tout, d'agir avec réserve, d'éprouver les organes, d'habituer l'estomac à la digestion régulière de ce remède, de laisser s'opérer le mouvement critique, suivant l'état de la maladie et les dispositions particulières de chaque baigneur.

Il me semble que la limite extrême de cette boisson, comme médicament, ne doit pas dépasser un litre le matin et un litre le soir, et encore je n'admets cette dose que pour les cas exceptionnels, pour les estomacs robus-

tes et exempts de toute maladie interne. Si le baigneur,
en arrivant aux eaux, porte un embarras gastrique ou
intestinal, il est très-utile, avant de commencer le traitement thermal, de remédier à cet état. Il en sera de même
dans le courant de la médication, s'il survient un état
d'irritation et du ténesme qui obligent à suspendre la
boisson minérale ; ou une véritable intolérance qui exige
un traitement particulier et souvent une diète sévère.

Des bains. — Les bains sont évidemment une des causes
principales des cures qu'on obtient à Fonsange ; dans certains cas, ils forment à eux seuls tout le traitement employé. Néanmoins il est toujours avantageux de boire l'eau
minérale en même temps qu'on prend les bains ; seulement
il faut modifier ces deux moyens de traitement suivant les
circonstances, et diriger leur emploi de telle sorte qu'ils
se prêtent un mutuel secours.

On doit prendre les bains de préférence le matin, à la
température moyenne, à l'exception des cas particuliers.

Les effets produits par l'eau de Fonsange dépendent
entièrement de ses propriétés chimiques et physiques. Elle
agit suivant la constitution particulière du malade ou la
nature de l'affection à combattre, comme tonique, dépuratif et sédatif. En variant la température et la durée des
bains, on peut les rendre stimulants, congestifs ou exci-

tants. Leur action curative, appréciée d'une manière générale, démontre qu'ils sont un moyen puissant pour modifier
le tissu dermoïde, pour débarrasser la peau de son hyperesthésie ; aussi doit-on les recommander surtout dans les
maladies chroniques et invétérées de l'enveloppe cutanée.

Voici les règles essentielles que le malade me paraît
devoir observer rigoureusement, s'il veut retirer tout le
bien qu'il peut attendre de l'emploi des bains de Fonsange.

Il faut qu'il sache bien, soit sur l'indication de son médecin, soit sur l'avis de l'inspecteur, s'il doit user du bain
tempéré, du bain chaud, ou du bain froid.

Le bain tempéré doit être de 20° à 25° R. c'est-à-dire
de 25° à 30° centigrades. A cette température, le bain sera
essentiellement hygyénique, plutôt tonique que débilitant ;
il aura pour effet de calmer les démangeaisons, d'abattre
la sensibilité érythémateuse de la peau ; l'économie entière, au bout de quelque temps, sera stimulée par la
présence, dans l'eau de Fonsange, de principes de substances actives ; les parties de la peau malade finiront par
être excitées. Ne vous alarmez pas de cette irritation, elle
est curative, bienfaisante ; elle jouera un rôle important
dans la guérison de vos infirmités.

Le bain chaud, de 25° à 30° R., de 35° à 38° et 40°

4.

centigrades, n'est pas hygiénique ; il agit d'emblée comme curatif, par l'excitation et la perturbation. L'excitation ne se borne pas à la peau, elle devient générale et elle est suivie d'une faiblesse d'autant plus grande que la température du bain a été plus élevée. Il y a des malades à qui ce genre de bains convient ; mais, je vous en prie, ne jugez pas de cette convenance d'après votre propre inspiration. Partez de chez vous muni d'une instruction de votre médecin, et, si elle vous manque, laissez-vous diriger par celui que la prévoyance de l'Administration supérieure a mis exprès sur vos pas pour vous guider dans les plus minutieux détails du traitement balnéaire. D'ailleurs, ce traitement, ne le croyez pas si simple et si facile ; le bien que vous en retirerez dépend beaucoup de la manière dont vous le suivrez, de l'observation des faits, et d'une foule de coïncidences que vous n'êtes pas en état de débrouiller.

Je ne veux pas entrer dans des redites et répéter sur un autre ton ce que j'ai déjà écrit plus haut à l'occasion de la boisson de l'eau minérale ; mais il entre essentiellement dans mes attributions de médecin-inspecteur de faire tourner au profit des malades les grandes propriétés dont la nature a doué les eaux de Fonsange, et d'indiquer aux malades la meilleure manière de les prendre avec sécurité et succès.

On peut prendre les bains de Fonsange à la température des réservoirs, de 18º à 20º de l'eau sans addition d'eau chauffée. Les bains à cette température sont très-toniques, calmants ; ils stimulent légèrement l'économie et adoucissent le système nerveux irrité. Ils conviennent mieux que les bains chauds aux tempéraments débiles, aux constitutions détériorées, aux chlorotiques, à ceux qui relèvent de maladies graves.

Les malades ayant des éruptions larges, multiples, des engorgements, des ulcères aux jambes, devraient les choisir de préférence, à moins d'avoir reçu quelque conseil contraire. Des observations pratiques nombreuses et recueillies avec exactitude me font beaucoup apprécier ce genre de bains, bien que certaines considérations militent en faveur des bains chauds.

Durée du bain. — La durée d'un bain doit varier suivant la nature de la maladie et le but qu'on se propose d'atteindre. Les bains chauds, très-chauds et froids, tels qu'on peut les donner à Fonsange, doivent être de courte durée ; une demi-heure suffit en général. On doit les prendre avec des précautions ; plus prolongés, ils offriraient plus d'inconvénients que d'utilité et pourraient provoquer des congestions vers les organes parenchymateux. Mais il est facile, à Fonsange, de substituer en quelques minutes un genre de bain à l'autre, et tel malade qui, au début, prend un bain froid, peut, si la médication l'exige, faire monter, au bout d'une demi-heure, son eau de 18° à 25° centigrades, pour se trouver à la fin dans un bain tempéré. En sens inverse, on peut modifier le bain très-chaud suivant les circonstances, en faisant descendre l'eau de 40° à 25°. — Ces combinaisons thérapeutiques sont très-utiles dans le traitement balnéaire; tantôt on amortit l'action trop forte des eaux et on modère leurs effets, tantôt on concentre, on augmente leur énergie et, sans rien ajouter à leurs propriétés médicales, on les rend réellement plus efficaces.

Dans une médication ordinaire, un bain d'une heure suffit, mais on ne doit pas sans raison sérieuse mesurer d'avance et fixer irrévocablement la durée du bain à une heure. Il y a des cas qui commandent impérieusement qu'on précipite les effets thérapeutiques des eaux, d'autres qui exigent qu'on modère, qu'on régularise et même qu'on retarde leur action curative.

Voici un exemple à l'appui de ce que je viens de dire. C'est un cas d'une rétrocession d'une maladie cutanée donnant des signes évidents d'une congestion vers les centres nerveux. Le malade avait des vertiges, des éblouissements, de la céphalalgie, des fourmillements dans les extrémités. Tous ces prodromes annonçaient indubitablement une attaque d'apoplexie. Le médecin habile qui lui avait donné ses soins avait détourné l'orage momentanément ; mais ayant recherché avec attention les causes qui menaçaient l'existence du malade, et soupçonnant une diffusion humorale, il l'avait envoyé à Fonsange.

J'eus un entretien avec une personne de la famille, qui accompagnait le malade, et la prévins que le cas me paraissait très-grave [1].

Je me déterminai à agir vite et avec vigueur, à provoquer, à l'aide de bains chauds et bien prolongés, une forte excitation à la peau. L'action énergique de l'eau minérale ne tarda pas à produire une sorte d'éruption factice que tous les baigneurs de Fonsange connaissent sous le le nom de *poussée*. Sous l'influence de la boisson minérale, les sécrétions augmentèrent, une détente avec des sueurs générales suivirent bientôt l'action tonique des eaux, et j'obtins un succès qui dépassa toutes les prévisions. La guérison de ce malade a été confirmée par quatre ans de durée et lui a permis de reprendre son ancienne activité industrielle.

Je recommande d'une manière spéciale aux malades qui viennent à Fonsange avec des éruptions à large sur-

---

[1] Le frère de ce malade est mort d'une apoplexie, il y a à peine un an.

face, avec des acnés, des psoriasis ou des eczémas monstrueux, de ne pas compter avec les heures, de s'oublier ou plutôt de se faire oublier dans le bain, en un mot de rester dans le bain aussi longtemps que possible, d'accord en cela, bien entendu, avec les propriétaires de l'établissement. Les malades de cette catégorie ne sauraient prendre des bains trop prolongés. Une macération continuée pendant une partie de la journée leur rendrait un éminent service, en amenant une puissante modification dans le tissu dermoïde frappé d'une maladie invétérée. J'admets, comme c'est mon devoir, que le baigneur désire guérir aussi complètement que possible, et non pas seulement se soulager ou blanchir sa maladie aux eaux.

J'entends souvent accuser les eaux minérales qui nous occupent, et leur adresser le reproche d'être infidèles dans leur action, d'accorder toutes leurs faveurs aux uns, de les guérir entièrement, et de soulager à peine les autres. Vous qui vous plaignez ainsi, donnez-vous la peine de réfléchir sérieusement ; vous verrez que vos plaintes sont injustes. Les propriétés physiques et chimiques de nos eaux ne changent pas exprès pour vous, c'est vous plutôt qui devez changer la manière de les prendre ; car vous devez reconnaître, si vous êtes justes, que c'est un moyen médicamenteux qui ne doit pas être administré toujours de la même manière à tous les malades, qu'il y a des précautions à prendre, que la dose, la durée doivent varier à l'infini, et que souvent vous cessez brusquement l'usage au moment où il commence d'agir. D'ailleurs, ayez toujours présent à l'esprit que vous venez avec une maladie chronique, avec un vice radical dans la constitution, avec un principe d'affection dartreuse d'une guérison des plus difficiles. Soyez donc sûrs que, dans ces états, une médication d'un effet prompt ne réussit que rarement ou, pour mieux dire, presque jamais; que, plus une médication est douce, modérée, agissant sur l'économie par les effets généraux, plus elle est durable et certaine. Il n'y a que les eaux minérales qui puissent s'accommoder à cette admirable patience qu'il faut apporter dans le traitement des maladies chroniques.

Des lotions. — Dans les maladies psoriques, lorsque les surfaces sont couvertes de suppuration, de pustules, de croûtes, de crevasses, d'ulcérations ou seulement dépouillées de leur épiderme, les lotions et les fomentations avec de l'eau minérale sont très-efficaces. L'action de ces lotions, pratiquées avec persévérance, assure souvent au traitement thermal un succès plus prompt et plus complet.

Pour les bien pratiquer, il faut entourer la partie malade de linges trempés dans l'eau minérale, renouveler souvent l'application de ces linges, empêcher la partie malade de fermenter, de fumer, et, quand on cesse l'application, laisser en place, au lieu d'un linge mouillé, un linge sec et chaud. L'action continue des lotions minérales faites avec soin produit une très-grande amélioration locale; elles abaissent la chaleur de la partie malade, dégorgent très-bien le système lymphatique et calment l'exanthème en faisant disparaître les démangeaisons, suite inévitable d'une affection dartreuse.

L'eau de Fonsange est le topique par excellence de toute espèce d'ulcérations. Gardez-vous, d'ailleurs, d'avoir la malencontreuse idée, enracinée par le préjugé dans l'esprit des malades, que toute éruption de la peau, toute manifestation dartreuse nécessite l'usage d'une pommade. Ne vous servez jamais de pommade ni onguent à Fonsange, cela vous devient complètement inutile. Bien plus, elle ne peut que vous être préjudiciable par l'axonge qui entre comme excitant dans sa composition et qui rancit bien vite. Si vos linges se collent aux parties malades, servez-vous plutôt de glycérine, de cold-cream, ou, mieux encore, laissez les linges en place, ils tomberont tout seuls quand ils auront été mouillés dans le bain.

Il y a certaines précautions à prendre quand on va au bain et quand on en revient. Un enfant jeune doit être déshabillé dans son appartement, bien enveloppé dans un grand manteau ou dans une couverture de laine, et porté au bain. Au sortir de l'eau, on lui jette un peignoir chaud sur le corps sans l'essuyer, on l'enveloppe de nouveau dans sa couverte de laine, et on le couche dans son lit; il est inutile de l'y laisser longtemps, il n'a pas besoin de dormir; au bout d'une petite demi-heure il vaut mieux l'habiller et le laisser gambader au soleil. Les grandes personnes doivent aussi, en allant au bain et en sortant, éviter les variations brusques de température, se couvrir de laine et aller se reposer. Si leur affection l'exige, c'est le moment de favoriser la transpiration, de pratiquer des frictions sèches sur tout le corps ou d'employer d'autres moyens thérapeutiques pour combiner, si la chose est nécessaire et suivant les circonstances, l'action de l'eau minérale avec d'autres agents modificateurs de l'économie.

Durée du traitement.— Peut-on fixer d'avance la durée du traitement thermal? Évidemment non; la question ne saurait être résolue *à priori*. Malheureusement le baigneur la résout fort souvent sans beaucoup de réflexion, par un parti pris avant son arrivée à l'établissement; il vient pour dix, pour quinze, pour vingt jours, mais au-delà de ce terme fatal il ne resterait pas une demi-journée de plus. Si, pendant son séjour, il a été indisposé, si par une bourrasque il a été empêché de prendre son bain, de boire l'eau minérale, eh bien ! c'est un petit malheur; au lieu de dix, de quinze, de vingt bains, il se réduira à huit, à douze, à quinze; il ne peut faire autrement, le soin de ses affaires le rappelle, son congé est limité, sa voiture viendra le prendre, il faut qu'il s'en aille ! Et le traitement commencé, ébauché à peine, et la cure en expectative, que deviendront-ils?....

Voici le langage que tient le malade pressé de partir :

« L'effet des eaux se fait sentir parfois après qu'on les a prises, il faut savoir attendre le résultat; ce résultat, je le connaîtrai plus tard ; j'ai déjà pris un assez bon nombre de bains. Après tout, j'aurais peut-être tort d'en prendre davantage. »

Oui, vous auriez tort en effet de continuer le traitement, si le médecin qui vous a envoyé à Fonsange et qui connaît votre maladie mieux que moi, parce qu'il vous a soigné dès longtemps, vous a fixé le temps de votre séjour et limité l'usage de l'eau minérale. Partez, je me rends au jugement de votre docteur; mais je doute fort qu'il vous ait donné un congé si court pour entreprendre un traitement d'une maladie chronique ou constitutionnelle dont l'existence date chez vous depuis des années, et qui ne saurait assurément disparaître après quelques jours de traitement thermal. Non, je suis bien persuadé que votre médecin, pénétré de l'importance du sujet, vous a donné carte blanche; qu'il vous a peut-être engagé à faire attention aux effets que produiraient chez vous les eaux, et recommandé, si la nécessité l'exigeait, de prolonger votre séjour au-delà même d'un mois. Je parle ici, bien entendu, des maladies chroniques de la peau, des dartres sous toutes les formes et de toute espèce, dont le principe est inconnu et qui se transmettent avec la plus grande facilité par voie héréditaire, entachant toute une famille de la même diathése. Je parle aussi des affections morbides, soit catarrhales, soit fluxionnaires, qui se rattachent à ce groupe de maladies et qui, dérivant de la même source, malheureusement trop féconde, se fixent sur la muqueuse, cette enveloppe cutanée interne.

L'eau de Fonsange possède la propriété de guérir ces maladies, ou tout au moins d'en pallier, d'en amoindrir sensiblement les funestes effets; mais j'avoue sans hésitation qu'elle ne le peut en si peu de jours; elle n'a pas le privilége de faire des miracles, d'accomplir l'impossible. Ne lésinez pas avec elle; donnez-lui, de grâce, le temps de vous guérir. Vingt bains pour le moins sont nécessaires dans les cas ordinaires et légers. Pour les cas plus sérieux, il en faut de trente à quarante; deux saisons même d'un mois chacune, la même année, ne sont pas de trop pour combattre et guérir une maladie invétérée.

Je ne crains pas d'affirmer que les guérisons seraient

plus nombreuses et plus complètes si les baigneurs consentaient volontairement à rester le temps exigé par le traitement thermal. Que la raison de santé coupe court, dans votre esprit, à l'impatience de rentrer au sein de votre famille à l'heure fixée d'avance ; que le besoin de guérir, de purifier votre sang d'un vice radical qui ne menace pas votre vie sans doute, mais qui peut déteindre sur les vôtres, et avoir pour vous-même, dans la suite, des conséquences bien fâcheuses ; que ce besoin, dis-je, soit plus fort chez vous que vos questions d'affaires, d'argent, de culture, d'industrie ou d'exploitation, et vous détermine à rester aux eaux le temps impérieusement réclamé par votre maladie, et je puis vous assurer que vous n'aurez pas à vous repentir d'avoir prolongé votre séjour à Fonsange.

J'écris ces lignes dans l'intérêt bien entendu des baigneurs. Le but que je voudrais atteindre, c'est leur guérison à tous. Or, je crois fermement que l'eau de Fonsange possède réellement les propriétés curatives que je lui ai attribuées plus haut, et que c'est par leur propre faute que bon nombre de baigneurs s'en vont soulagés mais non guéris.

Voici deux exemples à l'appui de mon assertion ;

1° *Observation d'un emploi insuffisant et incomplet des eaux de Fonsange.*

Une jeune enfant, jouissant d'une santé délicate mais assez régulière, fut amenée à Fonsange, il y a plusieurs années. C'était pour une teigne muqueuse du cuir chevelu. Deux saisons bien prolongées et un usage suffisant des eaux minérales la délivrèrent complètement de son mal.

L'enfant est devenue depuis une grande fille, et la grande fille s'est mariée. Avant comme après son mariage, elle a continué à jouir d'une bonne santé. A peine si le souvenir de la maladie de l'enfant était resté dans sa mémoire. Mais, à sa seconde couche, elle ne put nourrir, et s'aperçut de la venue d'un eczéma impétigineux à la tête. Ses beaux cheveux se collèrent par un enduit visqueux, et des croûtes lamelleuses couvrirent sa tête. Elle est revenue deux fois à Fonsange dans cet état. Une première fois elle est restée *huit jours!* et la seconde *onze jours!* à peine si elle a été soulagée. Abandonnant Fonsange, elle est allée aux eaux d'Uriage, aux eaux de Gréoult, à Cauterets ; mais elle est toujours restée dans le même état. Enfin, elle est revenue à Fonsange dans l'intention de s'arrêter au moins vingt jours, mais au bout de quatorze jours elle a été obligée de s'en aller.

J'ai la ferme conviction que cette dame peut parfaitement être guérie par les eaux de Fonsange. Si elle me lit et se reconnaît dans ces lignes, je l'encourage à revenir pour mettre à l'épreuve la vérité de ce que j'avance. Mais je la préviens que si, enfant, il lui a fallu trente-six jours pour amener une guérison qui ne s'est pas démentie pendant seize ans, aujourd'hui il lui en faudra au moins soixante, pour obtenir le même résultat.

2º *Observation, dans un cas très-sérieux, d'un emploi suffisant et complet des eaux.*

Madame M... est venue à Fonsange pour se guérir d'une dartre pustuleuse concentrée à la face : *acné.*

Les pustules s'étant accumulées sur une joue, et pour ainsi dire sur le même point, ont formé une large ulcération qui a détruit tous les éléments de la peau. Après l'emploi d'autres moyens, le docteur Serre a conseillé l'usage des eaux de Fumades. L'action des eaux, surtout en application locale, ont irrité et exaspéré fortement le mal. Mon très-honorable maître le docteur Fontaine, de Nimes, consulté ensuite, a dirigé la malade sur Fonsange. Cette excellente dame souffrait beaucoup, au physique comme au moral. L'aspect hideux des croûtes, l'excavation de l'ulcération, l'effrayaient sur les conséquences d'une semblable maladie. Elle doutait de la nature du mal , et souvent j'ai été obligé de la consoler et de la rassurer. Je crois même que mon très-digne maître le docteur Fontaine n'était pas non plus très-rassuré sur le succès de cette cure.

Madame M... prit quarante-six bains , et but de six à huit verres d'eau minérale par jour, pendant cinquante jours. Elle lotionna le mal avec une constance et une résolution exemplaires. Aussi, dartre, pustules, croûtes et ulcération, tout fut complètement gueri, et la guérison est pleinement confirmée par une persistance de quatre ans.

Ce dernier cas n'est-il pas on ne peut plus concluant? Si , comme tant d'autres l'auraient fait à sa place, Madame M.... eût quitté l'établissement au bout de quinze jours , ses amis et connaissances auraient sans doute accusé d'impuissance les eaux de Fonsange, car elle n'aurait pas été guérie par elles en si peu de temps. L'accusation , il est vrai, aurait été atténuée par la gravité exceptionnelle de la maladie. Et cependant elle aurait été bien injuste et bien imméritée; car l'action des eaux dans cette maladie fut, je puis le dire, admirable , mais elle ne se fit sentir qu'au bout d'une quarantaine de jours.

J'aborde, dans cette partie de mon mémoire, la publication de plusieurs observations médicales se rattachant à
l'usage des eaux de Fonsange. Le nombre en serait trop
grand si je voulais rapporter toutes celles que j'ai faites.
D'ailleurs, le but que je me propose d'atteindre par cette
publication ne l'exige pas. Guidé, dans tout le cours de
cette étude, par une pensée médicale et humanitaire, je
serais heureux de voir résoudre par le bon sens et la logi-
que des malades la grave question de leur santé. Je les
engage à lire ces observations sans se laisser effrayer par
les titres. Ces observations ne sont autre chose que des
faits d'expérience pratique que chacun peut comprendre
et mettre à profit.

Mes malades reconnaîtront, je l'espère, l'importance des
conseils instructifs que je désire leur donner, en consi-
gnant ici un certain nombre de cas de maladies graves
traités à Fonsange avec un succès remarquable et con-
firmé par les résultats obtenus chez la grande majorité des
baigneurs qui fréquentent ces thermes. Ils verront une
fois de plus, par des faits authentiques et dignes de foi,

que des maladies composant une classe fort nombreuse peuvent être attaquées avec vigueur et radicalement guéries par notre eau bienfaisante.

Érythème dartreux très-étendu ; eczéma chronique couvrant non-seulement les membres, mais aussi une partie du tronc ; gastro-entérite, diarrhée ; constitution entièrement délabrée. Guérison.

M. B.... (de Saint-G...), âgé de 72 ans, arrive à Fon-sange dans un état des plus graves. Il est très-maigre, très-affaibli par suite de longues et vives souffrances non interrompues. Sa constitution est entièrement délabrée ; depuis deux ans il se sent dépérir. Il vient à Fonsange, moins pour obtenir une guérison ou un soulagement sur lequel il ne compte pas, que pour obéir aux pressantes sollicitations de sa fille, son unique consolateur, et qui, nouvelle Antigone, cherche par tous les moyens à adoucir le maux dont souffre son cher malade.

C'est en 1857 que l'érythème dartreux a paru pour la première fois ; depuis, il n'a fait que s'étendre et se compliquer. Aujourd'hui, en 1859, l'éruption eczémateuse couvre non-seulement les quatre membres, mais encore une partie du tronc ; la peau est comme scarifiée à tous les plis naturels ; le prurigo, avec une démangeaison continuelle, cause au malade un tourment difficile à décrire. Une très-grande partie de l'enveloppe cutanée échappée à l'éczéma est couverte de squames sèches ou d'élevures psoriasiques. Au front et aux paupières naissent des écailles épidermiques dures et sèches, qui tombent et se renouvellent du jour au lendemain. Les bords libres des paupières sont gonflés et présentent quelques phlyctènes semblables à celles de la brûlure au premier degré ; les yeux sont dégarnis de cils.

L'appareil gastro-intestinal est dans un état déplorable : douleurs sourdes à l'estomac, l'appétit est nul. La vacuité donne du soulagement, les boissons fraîches surtout sont bien supportées ; mais les aliments légers et même semi-liquides augmentent les malaises et principalement la diarrhée, qui oblige le malade à se présenter à la garde-robe de six à dix fois dans les vingt-quatre heures. On ne peut palper le ventre ou le comprimer légèrement sans provoquer des douleurs. D'ordinaire même, le malade se plaint de la tension, de petites coliques, de douleurs sourdes sur le trajet du colon, autour de l'ombilic, et surtout d'une ardeur et d'un feu intérieurs.

Jamais inspecteur d'eaux minérales plus embarrassé que moi en présence d'un tel malade, que je voyais si près de sa fin et si accablé par la souffrance, et qu'il s'agissait cependant d'admettre au traitement thermal. Qui

sait, me disais-je à moi-même, si tout ce désordre gastrique, cette diarrhée, cette fièvre, cette fatigue, cet
épuisement excessif, en un mot, est idiopathique? ou si cet
état n'est pas plutôt accidentel et si l'affection dartreuse,
parvenue à une gravité extrême, n'a pas retenti sur le
système nerveux et porté ce trouble profond dans les organes de la digestion? *Sublata causa, tollitur effectus;*
ainsi a dû raisonner l'honorable docteur Pleindoux aîné
(de Nîmes), qui nous a envoyé ce malade. Essayons
d'entrer dans ses vues, en nous armant de prudence et
de circonspection.

Le malade se repose pendant trois jours, prend une
potion gommeuse additionnée de quelques gouttes de lau-
danum, et une décoction blanche de Sydenhan mélangée
par moitié d'eau minérale. On commence également à
couvrir les membres malades avec des linges trempés
dans l'eau minérale, et l'on renouvelle chaque demi-heure
ces applications.

L'état général du malade s'améliore un peu; il peut
bientôt prendre quatre bains entiers, mais de courte durée,
qui calment sensiblement l'éréthisme nerveux. Un peu de
bouillon et du chocolat sont assez bien supportés.

M. B... se trouve réellement mieux; les douleurs d'estomac sont moins vives et non continues; de sèche et rugueuse qu'elle était, la peau devient souple. Il semble

même au malade qu'il a repris un peu d'appétit; malheureusement son appétit est bizarre et porte sur des aliments crus, tels que fromage, salaisons, ou des aliments trop substantiels, dont l'usage lui a été interdit en vue d'enrayer les accidents gastriques, qui me paraissent encore très-graves.

Il persévère pendant seize jours dans le traitement thermal, et après neuf bains il peut se féliciter d'un grand amendement du côté de l'éruption de la peau; la démangeaison est devenue supportable, l'eczéma a pâli et tend à décroître; l'œdème des jambes a disparu avec la coloration brune et violacée : tels sont les précieux résultats déjà obtenus, lorsque ce vieillard capricieux commet une imprudence impardonnable. Se sentant un besoin plus vif de manger quelque chose à son goût, il prend, dans les provisions de sa fille, des aliments qui lui ont été défendus. Une indigestion des plus graves replace le malade dans son état de souffrance des premiers jours, et m'oblige à lui conseiller de rentrer au plus vite chez lui, pour se remettre, si c'est possible, de cette imprudence, et pour se rendre plus apte à profiter du bénéfice de nos eaux, qui se sont déjà montrées sur lui d'une assez grande efficacité. Et, en effet, suivant mon conseil, M. B... revient à la fin d'août dans un meilleur état de santé; il prend quinze bains de plus et part bien soulagé.

L'année suivante, le triomphe de l'eau de Fonsange sur ce malade est complet. L'état de souffrance gastro-intestinale disparaît et fait place à une énergie suffisante pour permettre au malade de prendre des potages gras, des œufs, des côtelettes, sans indigestion ni irritations secondaires. L'abdomen, palpé sur tous les points, n'est plus sensible à la pression ; la tendance à la diarrhée a complètement disparu.

L'éruption eczémateuse, lichénoïde-et psoriasique s'est considérablement améliorée. Le malade, pendant cette saison, suit le traitement thermal un temps suffisant ; aussi est-il délivré de toute hyperesthésie de la peau. La maladie cutanée me paraît complètement éteinte, et les ravages fatals des complications gastriques signalées plus haut sont écartés pour longtemps.

J'ai observé ce malade avec la plus grande attention. Au premier abord, il peut paraître extraordinaire qu'une affection si grave, chez un homme si avancé en âge (et à qui, semblait-il, il ne lui restait plus, lors de son arrivée à Fonsange, qu'un dernier souffle de vie), ait pu être combattue avec un plein succès. Un fait certain cependant, c'est que ce malade, si profondément atteint, a recouvré une entière santé. L'effet curatif des eaux, je tiens à consigner ici cette particularité, s'est manifesté chez lui exclusivement par l'intermédiaire du système nerveux, qui a

6

produit une action diurétique des plus remarquables.
L'excitation sudorifique de la peau a aidé cette crise favorable.

M. B... fait chaque année une apparition à Fonsange ;
il montre avec la plus grande satisfaction son corps exempt
de toute éruption, et raconte aux autres baigneurs de
quelles douloureuses infirmités il a été délivré par les
eaux de Fonsange. Sa guérison ne s'est pas démentie depuis quatre ans.

OBSERVATION II.

Psoriasis ; eczéma ; flux diarrhéique, douleurs épigastriques,
dyspepsie, trouble nerveux considérable. Guérison.

Mme C..., des environs de La Salle, âgée de 52 ans,
est affectée d'un psoriasis dont les plaques, larges et fort
épaisses, ont alternativement occupé presque tous les
points de l'enveloppe cutanée. Sur la poitrine, le psoriasis
forme une espèce de cuirasse. Des plaques et des croûtes
recouvrent également une partie des cuisses et un tiers
des membres supérieurs.

Après avoir suivi le conseil de plusieurs médecins de
l'endroit, Mme C... vient à Fonsange en 1860, et y obtient
une guérison bien digne, à mon avis, d'être rapportée ici.

A l'âge de douze ans, la malade a été atteinte d'un
eczéma aux oreilles ; elle a été maigre, chétive, souffre-

teuse jusqu'à seize ans, âge de sa maturité et de l'évolution menstruelle. A l'âge de vingt-quatre ans, époque de l'allaitement de son premier enfant, Mme C... jouissait encore d'une santé relativement bonne. Son eczéma, après avoir disparu des oreilles, par un traitement local, s'est porté aux aisselles, de là aux reins, pour céder avec la même rapidité par le même traitement.

Mais, à cette époque, la situation change : la perte de son enfant, une longue suite de chagrins domestiques, une nouvelle couche et la mort encore de son nouvel enfant, portent le trouble dans cette bonne constitution, exaspèrent son tempérament nerveux ; des douleurs se déclarent à l'épigastre, la digestion faiblit, l'impressionnabilité augmente, la tristesse devient profonde.

Le traitement antiphlogistique, suivi sans doute avec intelligence, mais avec trop de persévérance, amène un profond affaissement. Cet état dure plus d'un an, l'amaigrissement devient général, l'estomac est très-fatigué. Digérer une côtelette au gril est une affaire d'état ; la malade est fréquemment tourmentée par un flux diarrhéique abondant ; des battements surviennent dans la tête, qui est lourde, pesante ; l'exercice provoque le malaise et souvent le vertige ; elle se croit perdue, près de mourir.

La malade a suivi plusieurs traitements qui n'ont apporté à son état grave aucun soulagement appréciable. A Montpellier, feu le professeur Golfin a prescrit un traitement tonique, anti-gastralgique. Il a envoyé la malade à Cette, pour prendre les bains de mer. Il a pensé avec juste raison que, tout en cherchant à réveiller l'activité vitale et à stimuler l'action musculaire de l'estomac, il fallait trouver le moyen de rétablir dans leur état normal les sécrétions supprimées ou affaiblies, et surtout celle de la peau.

Un vésicatoire appliqué au bras et un à la cuisse, ont rendu le service le plus signalé à Mme C.... L'éruption d'un large psoriasis qui a suivi cette application, couvrant de tout point l'enveloppe cutanée, n'a pas laissé de doute sur tant d'affections dont notre malade était frappée. Le vice herpétique, signalé plus haut sous la forme d'eczéma, est devenu, en vieillissant, un *psoriasis inveterata*.

Arrivée à Fonsange, la malade prend chaque jour un bain à la température de 35° centigrades, elle boit quatre verres d'eau minérale le matin et deux le soir. Elle se trouve très-bien de ce traitement. Le psoriasis cède et disparaît sur les membres, mais il persiste aux reins et à la poitrine. L'état général devient très-bon, l'appétit reparaît, la tendance à la diarrhée cesse. L'eau minérale en boisson est portée à huit verres; tout annonce une guérison prochaine.

Mme C,.. ne veut pas continuer le traitement, elle se

croit guérie. Comme elle n'a pris que dix-huit bains, je la presse vivement d'en prendre douze de plus. Malgré mon insistance, elle quitte inopinément l'Établissement.

Comme je l'avais prévu, l'affection herpétique était palliée mais non guérie. Le psoriasis reparaît bientôt et occupe de nouveau toutes les parties qu'il avait autrefois envahies, mais avec beaucoup moins d'intensité. Seulement les démangeaisons sont aussi vives qu'auparavant. Mme C... comprend alors son erreur, et se promet bien d'être plus raisonnable à l'avenir ; elle exécute en effet sa résolution. Elle passe vingt-quatre jours à l'Établissement, prend vingt bains de plus (ce qui fait trente-huit en tout), elle boit sans aucune difficulté de huit à dix verres d'eau minérale par jour, et elle repart dans un état de santé qui ne laisse plus rien à désirer.

OBSERVATION III.

Chlorose ; hystérie ; craintes sérieuses d'une maladie de poitrine ; blépharite. Guérison.

Mlle P..., âgée de 22 ans, est orpheline. Recueillie par son oncle, elle jouit, dans la maison de ce père adoptif, de tous les avantages que la fortune procure et de la haute position qu'il occupe dans sa ville natale.

Elle est malade. Et de quel mal souffre-t-elle ? D'un

mal peu grave en apparence ; et cependant depuis huit ans elle est constamment en traitement. Les médecins les plus renommés l'ont vue et consultée ; on l'a déclarée chlorotique, hystérique, on a même craint pour sa poitrine. Et, en effet, une petite toux sèche, le sentiment de chaleurs insolites sous le sternum, de douleurs vagues dans le côté, surtout à gauche, des picotements à l'arrière-bouche et la voix rauque, ont fait diriger Mlle P.... sur Cauterets. Elle y est allée deux fois sans aucun résultat favorable. Bien plus, d'après ce qu'elle m'a dit, elle a toujours payé la saison passée à ces eaux par une aggravation de ses souffrances. Elle est devenue plus irritable, plus faible, plus nerveuse. La moindre cause, le motif le plus insignifiant, la rend sensible à l'excès ; le froid le plus léger occasionne un rhume ; un écart de régime quelconque, une diarrhée ou des coliques.

Mlle P..... ne devait pas venir à Fonsange ; elle devait aller à Luchon. Des empêchements de famille ayant contrarié et retardé ce voyage, elle s'est arrêtée dans les Cévennes, au lieu de pousser jusqu'aux Pyrénées, et Fonsange, situé aux portes de sa résidence, a eu ses préférences.

Mlle P..., dans une longue conversation, m'expose ses craintes : elle se croit poitrinaire ; elle est affligée de donner tant de peine en vain ; elle a des pressentiments sinistrés. Par un examen très-minutieux et par l'auscultation, j'acquiers et lui exprime la conviction qu'elle n'a aucun organe essentiel à la vie de bien malade. Cette conviction, il m'est bien difficile de la lui faire partager. Malgré les doutes qui assiègent et remplissent son esprit, elle commence cependant le traitement thermal. Pour déterminer une sudation, j'ordonne des bains prolongés à la température de 25 degrés, six demi-verres d'eau minérale en boisson, des frictions sèches et le séjour au lit après le bain.

La première semaine est à peine écoulée, qu'il survient à la malade un érythème à la figure et une éruption considérable de petits boutons miliaires rouges, dont la partie supérieure est tombée en écailles au bout de quelques jours. Ce mouvement critique ne s'est pas borné seulement à la surface ; une leucorrhée abondante, à laquelle Mlle P... n'était pas sujette, est survenue en dernier lieu comme résultat de l'action dérivative et curative.

La malade, après vingt bains et l'aide de l'eau minérale en boisson, est partie dans un état très-satisfaisant ; elle a passé un bon hiver, et nous l'avons revue à Fonsange et chez elle, ayant cette fois-ci acquis l'espoir bien fondé d'une entière guérison.

Le lecteur comprendra aisément combien j'ai été heureux, pour mon compte, de la venue à Fonsange de cette jeune et charmante personne, qui a été pleinement rendue à la santé par l'efficacité de nos eaux. Elle m'a procuré une fois de plus la preuve que la cause morbide, chez bon nombre de malades, reste pour ainsi dire à l'état latent, attendant pour se manifester l'emploi d'un traitement convenable. Chez notre jeune malade, elle ne s'est manifestée qu'en dernier lieu par quelques traces d'une blépharite, par une sécheresse sensible de la peau et par des démangeaisons.

OBSERVATION IV.

Acné chronique à la figure. Guérison.

Mme N...., des environs de Nimes, âgée de 56 ans, d'un tempérament nerveux et d'une bonne constitution, était atteinte depuis trois ans d'une acné à la figure, principalement autour du menton et sur les pommettes.

Après plusieurs alternatives d'amélioration par le traitement institué, dont la base était l'iodure de fer et les lotions sur la face avec une solution hydrargyrique, l'éruption ne tarda pas à reprendre sa première activité, et Mme N..... arriva à Fonsange avec une figure hideuse, abîmée, couverte de pustules rouges à la base, blanchâtres au centre, et qui donnaient issue, quand on les comprimait, à une petite quantité de pus.

La malade obtient une amélioration sensible la première année, et sa guérison la deuxième. La troisième année elle put confirmer son état, car l'éruption n'a pas reparu. Cette dame a pris, dans les trois saisons, cinquante-deux bains, elle a bu au moins soixante litres d'eau minérale; elle s'est surtout très-bien trouvée de l'application des boues minérales sur les parties affectées.

OBSERVATION V.

Convulsions sans coïncidence d'éruption cutanée. Guérison.

En venant à Fonsange, Mme N..... ne voulait pas se séparer de sa petite fille, âgée de 8 ans; et quoiqu'elle n'eût pas l'intention de la soumettre au traitement thermal, elle l'amena avec elle à l'établissement. Cette enfant était franchement lymphatique, mais douée d'une bonne constitution; elle avait la peau fine, souple, exempte de toute espèce d'éruption; elle n'avait eu ni croûtes laiteuses, ni teigne, ni aucune espèce de maladie de la peau; mais, en revanche, depuis l'âge de 3 ans, elle avait été sujette à des convulsious qui avaient paru se manifester d'une manière spontanée et indépendante de toute altération organique. On avait attribué d'abord à la présence des vers intestinaux ces accidents convulsifs; mais l'emploi de beaucoup de substances végétales amères jouissant de la propriété vermifuge, ni celui d'élixirs et de préparations mercurielles, n'avaient ni fait disparaître ni diminué les convulsions. Cet insuccès avait rendu le traitement variable, comme celui des névroses sans lésion directe, mais signalant seulement un désordre quelconque de l'innervation.

Mme N... me convainquit pleinement que sa fille n'était pas sujette aux accès épileptiques, parce que, dans les convulsions, les fonctions des sens et de l'entendement n'étaient jamais complètement éteintes. De plus, l'enfant ne s'était jamais laissée tomber ; elle n'avait jamais été frappée subitement ; elle n'avait jamais eu la bouche remplie d'écume, la respiration gênée. L'acte convulsif consistait seulement en contraction et relâchement alternatifs.

Sans aucune idée arrêtée, je dirai même sans aucune raison médicale, j'engageai Mme N..... à profiter de la présence de l'enfant à Fonsange et à lui faire suivre le traitement thermal. Je me rappelle lui avoir dit : « Votre enfant peut prendre les bains avec vous ; elle peut même boire à petites doses l'eau minérale : cela peut secouer l'enfant, lui donner de l'énergie et agir avec avantage sur son tempérament lymphatique.

Mme N... ne demandait pas mieux que d'avoir sa petité compagne avec elle ; elle suivit donc mon conseil pendant toute la saison. L'année suivante elle revint à Fonsange pour son affection améliorée, mais non guérie ; elle était toujours accompagnée de sa fille, qui avait grandi et s'était beaucoup développée ; et j'avoue qu'elle me surprit grandement en m'apprenant que sa fille, après le retour de Fonsange et *sans aucun autre traitement,* avait été délivrée de ses convulsions et n'avait eu qu'une seule et légère atteinte au mois d'octobre ; tandis que les autres années, pendant le même temps, elle en avait eu de six à huit, et bien autrement graves. Je lui dis franchement que j'ignorais entièrement l'action curative des eaux de Fonsange dans des cas semblables, qu'aucun de mes prédécesseurs en inspection ne l'avait signalée, qu'il fallait poursuivre l'expérience et rendre ce cas hereux plus positif et plus explicite ; qu'en thérapeutique, l'expérience est le souverain juge, qu'elle devait par conséquent poursuivre le traitement thermal pour obtenir, si cela se pouvait, un succès plus complet. Mme N... s'est conformée en tout point à mes conseils ; la petite fille a pris seize bains de plus et a bu de l'eau minérale, de deux à trois verres par jour.

En 1862, j'ai revu encore la mère et l'enfant à Fonsange, mais cette fois-ci sans maladie. La mère portait sur les pommettes quelques cicatrices qu'on distinguait par la différence de la coloration, mais les pustules d'acné n'ont plus reparu depuis. L'enfant a passé vingt mois sans convulsions.

Ce dernier cas, si remarquable, m'oblige à accorder aux eaux de Fonsange une puissance réelle d'action dans les mouvements congestifs cérébro-spinaux, sans coïncidence d'éruption cutanée. Ce n'est pas évidemment dans le sens dépuratif que ces eaux ont agi chez cette enfant, si souvent commotionnée par le désordre de l'innervation. Sans le secours d'aucun autre remède, elles ont calmé le système nerveux surexcité, remis dans son état normal cet agent spécial des sensations, des mouvements et des expressions volontaires, et supprimé définitivement les manifestations convulsives. Et leur action, je le répète, n'a pas été dépurative, car aucun principe morbide, aucune éruption cutanée ne s'est jamais manifestée chez la malade.

Je livre ce cas tel qu'il s'est présenté à moi, sans autre commentaire, en laissant à mes honorables confrères le soin de me fournir l'occasion de le contrôler, ou de le mettre au nombre de ces cas fortuits que l'espérance patronne, mais que l'expérience n'a pas encore confirmés.

OBSERVATION VI.

Scrofules ; impétigo ; ecthyma ; psoriasis palmaire. Guérison.

Une jeune fille de For..., âgée de 15 ans, est venue prendre les eaux de Fonsange pendant trois saisons consécutives.

Depuis sa première enfance, elle a été sujette à toutes sortes d'éruptions dartreuses. L'éruption du cuir chevelu a persisté jusqu'à l'âge de cinq ans ; plus tard, la nuque a été couverte de pustules d'ecthyma, et les mains d'un psoriasis palmaire. Les bains, les purgatifs, les dépuratifs, les tisanes amères, les vésicatoires et un cautère, ont tour à tour été employés sans grand succès. L'hydre pathologique, qui s'offre à nous tous les jours sous tant de formes variées, enlaçait cette malade de toutes parts, infectant le système lymphatique et ses ganglions, occasionnant la carie des dents et l'engorgement des viscères abdominaux. Aussi l'expansion vitale était en grand défaut chez la jeune malade ; elle fuyait la société, elle était pleine de langueur ou de surexcitation nerveuse. Elle avait la face blême, l'œil terne, le pouls petit, lent, la langue rouge et même la peau froide. Elle s'est montrée très-sensible et très-attentive à mon examen, et pleine de reconnaissance pour mes paroles d'encouragement.

La dernière saison qu'elle a passée à Fonsange en 1862, elle était déjà transformée. Les ganglions du cou, la tuméfaction et la dureté du ventre, avaient disparu ; la bonne coloration des joues faisait plaisir à voir. L'éruption cutanée persistait aux deux jambes sous la forme d'un eczéma par plaques d'étendue et de coloration différentes. Sous les genoux, les plaques étaient d'un rouge presque écarlate ; un suintement de gouttelettes de sérosité transparente était encore très-abondant. Une partie du mollet et de la face dorsale des pieds était couverte du même mal : il était permis d'augurer une cure complète.

Les bains à la température de 55 degrés centigrades et prolongés de plus d'une heure, la boisson de six à huit verres d'eau minérale, des lotions fréquentes des parties malades, lui furent ordonnés. La malade suivit ces prescriptions jusqu'au jour où, se trouvant dans un état des plus satisfaisants, elle demanda à quitter l'Établissement. Sur le point de partir, elle marchait beaucoup sans fatigue, et les croûtes qu'elle avait aux jambes étaient tombées sans se renouveler.

OBSERVATION VII.

Mouvements congestifs au cerveau; lichen, prurigo. Guérison.

M. S... (de M..), avancé en âge, mais plein encore d'activité, est venu à Fonsange en 1859, couvert de lichen et de prurigo sur toute la surface du corps. Homme fort et pléthorique, il était sujet à des mouvements congestifs au cerveau qui avaient paru liés au dérangement de l'appétit et au trouble de la digestion. Il lui survenait souvent un sentiment général de fatigue ; la tête alors devenait lourde, il passait de mauvaises nuits par suite de rêves pénibles, d'insomnie ou d'agitation. Plusieurs applications de sangsues au siége, la magnésie calcinée, seule d'abord et plus tard unie au sous-azotate de bismuth, des boissons froides, acides ou alcalines, quelques purgatifs, un régime composé d'aliments féculents, du poisson et des viandes blanches, ont suffi pour rendre à la santé le respectable M. S..., du moins on l'a cru ainsi. Mais, un beau matin, notre honorable vieillard se réveille couvert de larges papules lichénoïdes ; la peau de tout son corps devient sèche, très-épaisse et inégale ; des démangeaisons très-vives, la nuit surtout, se déclarent et désespèrent le malade. La desquamation consécutive au développement du lichen est très-abondante, car elle couvre son corps tout entier de pellicules furfuracées. En écartant les cheveux sur la tête et examinant la peau à la loupe et même à l'œil nu, on aperçoit de petites taches rouges du lichen, à côté de ces taches la peau y est d'un blanc plus mat que dans son état normal. Il y avait deux mois que cette dernière affection était survenue quand M. S... est arrivé à Fonsange.

L'emploi des bains sulfureux a promptement arrêté les démangeaisons; la figure et la tête se sont nettoyées des squames, la peau a bientôt repris sa coloration normale. Le malade est devenu d'une gaîté et d'un enjouement remarquables, il a pu goûter un sommeil bon et réparateur; aussi était-il le premier à la promenade et pas le dernier à la table. M. S... a achevé sa cure avec vingt-quatre bains et la boisson modérée de l'eau minérale. Il est revenu à Fonsange en 1860 et 1861, par pure reconnaissance pour les eaux.

OBSERVATION VIII.

Dysménorrhée compliquée d'un état morbide des plus graves; vice herpétique signalé par des éruptions eczémateuses. Guérison.

Mme D... (de H...), âgée de 30 ans, nous arrive à Fonsange avec une tête couverte de pellicules blanches depuis bientôt quatre ans. Mariée depuis huit ans, sans enfants, mais fort occupée par les détails d'un commerce très-minutieux qui réclamait ses soins journaliers, elle n'a pas d'abord prêté grande attention à l'état de sa tête. Ce qui l'inquiétait davantage c'était de se voir stérile, avec le plus vif désir de devenir mère. Croyant aller droit au but, elle a passé deux saisons aux eaux de Sylvanès, mais sans aucun résultat. Peu à peu Mme D... ressentit de fortes coliques menstruelles, tantôt de nature inflammatoire, tantôt d'un caractère décidément nerveux. La dysménorrhée a fini par prendre chez elle droit de domicile. La pauvre malade se débattait à chaque époque menstruelle avec un état morbide des plus graves. Un malaise général, les engourdissements dans les membres inférieurs, des vomissements, des douleurs dans la région lombaire, des coliques dans l'abdomen, la tourmentaient pendant tout le temps de l'évolution menstruelle. Aucun traitement n'a réussi à faire disparaître l'état de souffrance de Mme D...: les sangsues, les bains de siége, les injections vaginales, les préparations ferrugineuses, les antispasmodiques, le choix des aliments, le repos, le changement des conditions de la vie, rien n'y a fait. La malade soupirait avec ardeur après cette époque nommée vulgairement *temps critique* ou l'âge du retour, tant redouté d'ordinaire par un si grand nombre de femmes, et qui devait pour elle devenir le commencement d'une meilleure santé.

Dans ce profond découragement, Mme D... voit survenir un eczéma des plus francs aux oreilles, aux tempes et même sur le front. En même temps, une sécrétion abondante de sérosité se déclare à la tête; les squames tombent et sont bien vite remplacées par d'autres. L'aspect de la figure de Mme D... devient tout à fait désagréable.

7.

Cette nouvelle forme de la maladie l'oblige à consulter de nouveau son médecin, qui l'envoie à Fonsange.

Elle nous arrive triste, souffrante, maigre, très-découragée, nouvellement sortie de sa crise menstruelle, qu'elle appelle sa torture, et espérant au moins nettoyer sa tête et sa figure. Après l'examen le plus minutieux de la malade, j'ai pu l'assurer que j'espérais beaucoup plus pour elle de l'usage des eaux de Fonsange. A mon avis, en effet, le ténesme utérin et les coliques menstruelles, avec tout le cortége des vomissements, des spasmes, d'excès de souffrances qui avaient épuisé ses forces, devaient disparaître sans attendre l'âge critique. Tous les accidents dont elle avait souffert me démontraient, chez elle, une diathèse herpétique compliquée d'une hyperémie de la muqueuse de l'utérus, suite très-fréquente de la stérilité. L'engorgement qu'elle portait au col de l'utérus, occasionnant la leucorrhée, était pour moi de la même famille que l'eczéma aux oreilles et à la tête, et le même remède, l'eau minérale de Fonsange, devait en faire une prompte justice.

Ces prévisions n'ont pas été trompées : Mme D... a vu promptement s'établir une amélioration sensible dans son état de santé. Elle a bu six verres d'eau minérale par jour; elle a pris vingt bains de corps et quinze bains de cuvette. Les lotions de la tête à l'eau minérale et les injections vaginales ont été fréquemment employées.

La malade est partie guérie de l'eczéma et de la dysménorrhée. Au bout de dix-huit mois elle est revenue à Fonsange, tourmentée par un eczéma au bas-ventre et au périnée. Deux nouvelles saisons du traitement thermal ont fait disparaître les dernières traces de la maladie. Cette dame est restée stérile, mais ne souffre plus aux époques menstruelles.

OBSERVATION IX.

Herpétisme héréditaire; accidents dyspnéiques; asthme; emphysème partiel du poumon droit. Guérison.

M. X..., du département de l'Hérault, âgé de plus de 60 ans, doué d'un tempérament nerveux, d'une constitution d'abord très-robuste, mais affaiblie peu à peu par la maladie, a longtemps souffert de maux nerveux et notamment d'un spasme de la poitrine, avec tension à l'hypochondre droit. Au lit, il ne pouvait supporter la position horizontale; il s'éveillait souvent la nuit avec un sentiment d'oppression considérable, qui l'obligeait à se lever pour aspirer l'air de toutes ses forces, et, si la toux survenait, surtout une toux sèche, il était plongé dans une grande anxiété. Si l'expectoration s'établissait au premier moment de la suffocation, l'accès d'asthme était court, la dypsnée moins fatigante.

Sous l'influence de divers remèdes employés pour le guérir, M. X... a vu survenir une affection dartreuse, eczémateuse et psoriasique, qui s'est répandue alternativement sur les membres, sur l'hypogastre et sur le siége.

Cette dernière maladie, survenue presque deux ans après le début asthmatique, a paru soulager l'appareil respiratoire plus que le traitement ; les accès ne sont plus revenus ou sont revenus très-légers, et à des intervalles plus longs.

Avant de venir à Fonsange, M. X... a passé deux saisons aux eaux du Vernet, qui ont opéré chez lui un amendement passager ; et c'est pour obtenir un résultat définitif, que cet honorable malade s'est rendu auprès de nous.

Voici ce que nous permet de constater l'examen de la cavité thoracique :

La percussion donne un son mat, mais plus aigu et comme exagéré à droite. A l'auscultation, le bruit vésiculaire est rude et faible à la base ; l'expiration est longue, sibilante, remplie de clapotements et de râles humides. Le poumon droit est plus emphysémateux que le gauche. Le cœur est un peu refoulé en bas, ses contractions sont très-énergiques, les deux bruits de systole et de diastole un peu prolongés, avec absence de bruits morbides.

L'affection dartreuse que le malade porte sur les membres et à l'hypogastre, est héréditaire, tandis que l'emphysème et l'asthme sont acquis depuis peu. Comment ces maladies se sont-elles établies ? Comment ont-elles pris droit de domicile chez un homme jouissant de toutes les faveurs de la fortune et des douceurs d'une vie simple et commode, sans refroidissement, sans excès, sans aucune cause appréciable enfin ? Il me semble qu'il est facile de répondre à cette question. M. X... avoue d'abord l'herpétisme ; enfant, il a été sujet à des éruptions, à des écoulements dont il ne peut indiquer la nature, mais il en signale l'ancienne existence. Ces accidents ont disparu, soit par le traitement, soit par l'influence de l'âge viril, mais non pour toujours. Cette fois-ci, l'herpétisme débute sournoisement, il se masque, il prend la forme d'accidents nerveux, de spasme de la poitrine, de l'asthme, qu'il complique de l'emphysème, jusqu'à ce qu'il soit délogé par le traitement et fasse voir sur l'enveloppe cutanée sa véritable nature.

Il est donc évident que chez ce malade il y a eu une véritable métastase de l'herpétisme sur les organes pulmonaires, non par le transport de la matière morbide de l'écoulement de la dartre, mais bien par celui de l'action de la cause morbide [1].

L'affection de notre malade, étudiée et comprise dans ce sens, doit guérir à Fonsange. M. X... poursuivit le traitement thermal pendant deux saisons. La première année, les bains et l'eau en boisson, pris avec une très-grande régularité et une précision convenable, ont produit une modification générale et un amendement local très-marqués. La seconde saison s'est passée encore mieux, et j'ai tout lieu de croire que l'entière guérison me sera bientôt confirmée.

OBSERVATION X.

Accidents syphilitiques; blennorrhagies; eczéma avec œdème des deux jambes. Guérison.

M. F... (de Lyon), âgé de 40 ans, d'une constitution très-vigoureuse, d'un tempérament bilioso-sanguin, a toujours joui d'une bonne santé, sauf les accidents qu'il est allé chercher lui-même.

Pour ce genre de maladie, il a eu véritablement du malheur. Le premier écoulement, contracté à dix-neuf ans, laissait encore des traces à vingt et un. Peu de temps

---

[1] Ainsi, sans doute, a jugé le savant professeur de Montpellier qui nous a recommandé ce malade.

après, une nouvelle blennorrhagie, plus douloureuse que la première, l'a obligé à se séquestrer pendant deux mois et à subir un traitement sérieux. A vingt-trois ans, l'écoulement reparaît et se complique d'une orchite et de l'engorgement aux aines. A vingt-cinq ans, le malade, en se mariant, quitte la vie de désordre, devient actif, régulier et ne voit plus reparaître de suintement par les organes qu'à l'âge de trente-six ans. En même temps se déclare aux jambes une démangeaison insolite, suivie d'une coloration rouge par plaques, et jaune en d'autres endroits. Le malade, en se grattant, déchire à coups d'ongles l'épiderme ; un suintement de la sérosité s'ensuit ; des croûtes écailleuses se forment, une sanie séro-purulente recouvre constamment les deux jambes ; l'œdème devient considérable et gêne la station et la progression.

Tous les organes sont d'ailleurs sains, l'appétit est conservé, les digestions sont faciles, seulement le moral est très-affecté. Il est bien entendu que le malade ne craint pas de mourir ; mais, en se représentant son inconduite passée, il croit rester infirme pour toute sa vie.

Sans doute il s'est accusé, auprès de son médecin, de moins de péchés qu'il n'en avait commis, car dans la consultation médicale qu'il m'a communiquée il n'était question que de la manifestation secondaire de la syphilis.

Dans ce but, il a été soumis au traitement du mercure,

de l'iode et de ses composés, et il était encore pour ainsi dire en traitement, quand nous l'avons vu pour la première fois à Fonsange.

A Lyon, M. F... aurait peut-être ignoré les vertus curatives de nos eaux; mais il était marié avec une personne du Gard, et la famille, avertie de l'état de souffrance de M. F.., lui a indiqué et, pour ainsi dire, imposé cette ressource précieuse.

Ce qui me donna une grande espérance pour M. F..., c'est que dans la maladie herpétique décrite plus haut, je ne pus reconnaître des accidents secondaires de syphilis; il fallait, par conséquent, abandonner la voie suivie jusqu'à ce jour, et entreprendre tout simplement le traitement thermal, qui devait seul, à mon avis, amener une guérison complète. Ce raisonnement fut accepté par le malade avec empressement. D'ailleurs, convaincu qu'il était de l'inutilité des efforts tentés depuis trois ans, M. F... aimait mieux, et de beaucoup, prendre des bains qu'avaler des pilules à composition suspecte.

Le traitement thermal complet, c'est-à-dire la boisson de l'eau minérale à la dose de six à huit verres par jour, les bains entiers très-prolongés, les demi-bains de jambes et les lotions, sont poursuivis et amènent progressivement une grande amélioration.

Connaissant la ténacité de l'affection, j'insiste auprès

du malade pour qu'il prolonge le traitement. M. F... se soumet de bonne grâce à mon avis ; en deux années, il passe trois saisons à Fonsange, et obtient une entière guérison.

La guérison est d'autant plus complète, que le suintement du canal .de l'urètre, qui .ne l'a plus quitté pour ainsi dire depuis vingt ans, a tout à fait disparu. Il n'a plus le désagrément de voir cette gouttelette, tantôt transparente, tantôt opaque, qui dénote toujours une lésion catarrhale de la muqueuse de l'organe, une *hyperdiacrisie*.

OBSERVATION XI.

Suites de la rougeole et de la coqueluche; angine, bronchite avec des crachats opaques, de la chaleur à la poitrine et de la dyspnée. Guérison.

Un jeune garçon, Jules B... (de L..), âgé d'environ sept ans, d'un tempérament nervoso-lymphatique, d'une constitution délicate, est devenu encore plus délicat et plus souffreteux depuis la rougeole. Cette maladie a été peu grave par elle-même, mais l'angine et l'inflammation catarrhale de la muqueuse bronchique ont montré une persistance assez inquiétante. Cette complication a entravé la convalescence, qui s'est prolongée presque tout l'hiver. L'angine persiste, car, huit mois après la maladie, je con-

8

state encore que l'isthme du gosier est rouge, la muqueuse enflammée et les amygdales engorgées.

Au mois de mars 1859, le petit Jules fut pris de la coqueluche. On n'a pas pu me dire si elle était épidémique. La toux revenait par quintes violentes, surtout le matin et le soir ; les nuits se passaient sans secousses ni agitation ; le jour, l'enfant était souvent fatigué. Il saignait du nez fréquemment et vomissait au moins une fois dans les vingt-quatre heures. Au mois de mai, un peu de calme amené par le traitement, permit aux parents de lui faire quitter la ville pour la campagne. Sous l'influence du soleil, du grand air, du bon régime tonique, la toux par quintes cessa ; mais la bronchite (celle qui existait déjà du temps de la rougeole, avec des crachats opaques et de la chaleur à la poitrine), ainsi que la dyspnée, inquiétaient encore l'enfant. Après l'usage de quelques remèdes, et surtout des vésicatoires, l'enfant arriva à Fonsange.

Il n'a pas de fièvre, il a même assez bonne mine ; il a de l'appétit, mais il tousse beaucoup, et le matin il expectore, comme un vieillard, des crachats puriformes. L'auscultation dénote chez le petit Jules une dilatation des bronches avec des râles sibilants et sous-crépitants, répandus dans le tissu pulmonaire. La bronchophonie est très-manifeste aussi sous les aisselles et sous les clavicules. Malgré la gravité de ces signes stéthoscopiques, et considérant la bonne santé des parents, l'âge de l'enfant, négatif pour une maladie de poitrine, et trouvant en outre, dans les suites de la rougeole et de la coqueluche, l'explication suffisante d'une fluxion catarrhale accidentelle de l'appareil respiratoire, je ne doutai pas du succès, au moins partiel, du traitement thermal suivi dans notre établissement.

En effet, le petit Jules a bu l'eau minérale à des doses progressives. Cette eau, suivant l'expression naïve de sa mère, s'est montrée un véritable baume pour sa poitrine fatiguée. Il a pris également douze bains entiers, à la température de 58 degrés centigrades, suivis chaque fois, au lit, d'une réaction et d'une crise salutaire par les sueurs.

Jules B... a quitté l'établissement sans râles; l'expectoration, de purulente, est devenue muqueuse, pour tarir entièrement dans le courant de l'automne. J'ai su que le petit malade avait grandi, et que l'orage amassé sur sa jeune poitrine a été complètement détourné.

OBSERVATION XII.

Suppression d'une éruption miliaire; gonflement œdémateux aux mains; infiltration séreuse des paupières; albuminurie. Guérison.

Un jeune homme, M. R... (de Nimes), âgé de 14 ans, arrive à Fonsange en 185..; il est grand, bien constitué;

et sa santé n'a paru se déranger que depuis environ huit mois.

C'était à l'occasion d'une éruption miliaire à laquelle ses parents n'ont pas prêté grande attention , et qu'ils n'ont pas même su caractériser. On a seulement remarqué chez le jeune homme un changement notable dans sa personne et dans ses habitudes.

Le jeune R..., de gai qu'il était, est devenu taciturne; tout lui déplaît , tout l'ennuie. Il a abandonné l'étude et les jeux de son âge. L'expression de sa physionomie change fréquemment, et à la décoloration de ses joues vient se joindre une bouffissure du visage. La peau est blafarde, infiltrée , sillonnée de veines bleuâtres ; la langue est pâle et les muqueuses des autres parties de la bouche et celles des yeux plus pâles encore. Les battements du cœur sont très-faibles à l'état de repos , mais les palpitations surviennent sitôt que le malade monte ou marche plus vite. Comme ce jeune homme est nonchalant et sans énergie , il semble être toujours porté au sommeil. L'appétit est conservé , mais capricieux; il faut constamment combattre ses préférences pour la salade , les fruits secs et d'autres aliments de digestion difficile.

L'infiltration séreuse des paupières, le gonflement œdémateux aux mains , ainsi que l'ensemble des symptômes décrits plus haut , n'ont pas échappé à la perspicacité du savant médecin de la famille. Il a demandé à examiner les urines du malade, et l'addition de l'acide nitrique lui a démontré la présence d'une forte quantité d'albumine.

Il était donc évident que l'albuminurie était le résultat de la répercussion d'un exanthème, de cette fièvre miliaire qui a disparu sans traitement, par un refroidissement, et pour donner lieu à une maladie des plus graves. Après un traitement par le fer, par les amers végétaux, par une nourriture très-substantielle et le vin de Bordeaux, le jeune homme est dirigé sur Fonsange.

L'analyse des urines m'y fait reconnaître aussi la présence d'une grande quantité d'albumine ; le diagnostic n'était pas équivoque : les eaux de Fonsange avaient à combattre une albuminurie chronique. J'ai cru devoir prévenir la mère de la gravité de la maladie, et l'engager à suivre rigoureusement le traitement.

Le malade prend son bain très-chaud ; il se couche immédiatement, on le frictionne et on le couvre suffisamment pour provoquer la réaction. Il boit trois verres d'eau minérale additionnée de sirop d'iodure de fer.

Le 16 juillet, cinq jours après l'arrivée du jeune R..., ses urines donnent un précipité d'albumine considérable ; cependant il a plus de gaîté, et le visage est moins bouffi.

Le 25 juillet, moins d'albumine dans les urines ; plus d'appétit, les pommettes commencent à se colorer. La

réaction au sortir du bain s'établit, une douce chaleur
entoure le malade, il se sent revivre; les sentiments qui
paraissaient éteints en lui se réveillent, il fait attention
à son médecin, il veut savoir pourquoi j'examine si souvent ses urines. Il me prie de le dispenser de boire le
sirop, qu'il trouve mauvais, et de lui permettre en com-
pensation d'aller plus souvent au robinet de la source.

Le 2 août, le malade a déjà pris quinze bains, il boit
au moins cinq verres d'eau minérale, et se trouve toujours
de mieux en mieux. Tout le monde le félicite sur sa
bonne mine, il fait des courses très-longues, il grimpe
sur la montagne sans essoufflement bien marqué.

Cependant les urines restent albumineuses d'une manière très-appréciable. J'engage la mère à prolonger son
séjour à Fonsange. Malheureusement, les apparences de
la guérison étaient pour elle si évidentes, qu'il lui semblait inutile de poursuivre davantage le traitement. Elle
m'avait promis de rester jusqu'au 16, et le 6, jour de
son départ, j'ai eu encore le désagrement de constater,
dans les urines du malade, la présence d'une petite quantité d'albumine.

Cette dame doit s'estimer très-heureuse de n'avoir pas
payé bien cher cette sécurité d'esprit, nullement justifiée
à mes yeux, et son empressement à quitter précipitamment
Fonsange au moment décisif. Heureusement pour le jeune

homme, sa constitution délabrée a été suffisamment
secouée à nos thermes. Une éruption de boutons rouges,
sous l'influence de la saturation de l'économie par l'eau
minérale, n'a pas tardé à se produire à Nimes. L'honorable confrère qui m'a communiqué ce détail, me signale
l'apparition d'un exanthème coïncidant avec l'absence
complète d'albumine dans les urines examinées pour la
dernière fois.

L'action des eaux de Fonsange a été trop manifeste
dans ce cas si grave, pour que je ne lui accorde pas tout
le mérite de la guérison obtenue. Et cette guérison, je la
regarde comme d'autant plus radicale que la maladie,
ayant débuté par une répercussion d'une affection psori-
que, a été vaincue par le retour de l'exanthème morbide
sur l'enveloppe cutanée.

OBSERVATION XIII.

Impétigo du cuir chevelu (teigne granulée) et scrofules.
Guérison.

Un enfant de six ans, nommé Henri, des environs de
Vauvert, est amené à Fonsange en 1861, avec une teigne
granulée du cuir chevelu. Sa constitution est scrophuleuse, ses yeux sont rouges et larmoyants, sa lèvre supérieure épaisse, les ganglions lymphatiques du cou engorgés

et forment un gros chapelet de tumeurs dures et mobiles ; la peau qui les recouvre est lisse et luisante. On a essayé déjà de beaucoup de moyens : l'enfant est allé deux fois à la mer ; il a pris l'huile de foie de morue, des préparations d'iode et de ses composés sans un grand succès. On a arrêté les progrès de la scrophule, mais on n'a pas guéri l'impétigo du cuir chevelu.

Cette maladie, hideuse par elle-même, est devenue en vieillissant plus dégoûtante encore. La tête du jeune garçon est pleine de bosses et de petits tubercules qui s'ulcèrent et laissent couler une humeur tenace et fétide. Les cheveux que l'enfant possède encore sont rongés et disparaissent sous l'épaisseur des croûtes et des écailles.

Le petit malade est craintif, il redoute de ma part quelque violence, et me prévient qu'il ne se laissera pas arracher les cheveux. Je le rassure et lui promets de ne pas toucher à sa chevelure, d'autant plus que je l'ai trouvée quelque peu garnie d'insectes parasites qu'il fallait détruire avant de commencer le traitement. Quelques cataplasmes de farine de lin saupoudrés de substances insecticides, ont promptement nettoyé la tête. On coupe les cheveux bien ras, et l'enfant prend un bain prolongé suivi de lotions à l'eau minérale ; les lotions sont renouvelées dans l'après-midi pendant trois heures.

L'enfant se trouve très-bien ; les bosses et les tubercules de la tête s'affaissent, leur sécrétion paraît tarir. Cependant l'œil découvre quelques petits points blancs qui marquent la naissance de nouvelles pustules.

Je recommande à la mère d'examiner la tête de l'enfant avec le plus grand soin, de percer avec la pointe d'une épingle ordinaire chaque nouvelle pustule, et d'enlever avec un linge propre la matière puriforme qu'elle contient.

Le petit Henri va de mieux en mieux, il a pris seize bains; il boit l'eau minérale à volonté. On supprime les lotions et on les remplace par des cataplasmes faits avec de la boue minérale. Ces applications font le plus grand bien à l'enfant, et finissent par faire disparaître entièrement les petites granulations de la tête. Apres vingt-deux bains, il ne reste plus d'autres traces de la maladie qu'une teinte rouge de la peau où siégeait naguère le mal. Il part positivement guéri de l'impétigo. Je recommande cependant à la mère de tenir longtemps encore les cheveux courts et de savonner la tête de l'enfant au moins une fois par semaine.

En 1862, le petit malade revient à Fonsange ; il a la tête entièrement dépouillée de croûtes et d'écailles. Cependant il n'est pas si bien, sous le rapport de la manifestation scrophuleuse au cou. Les ganglions y forment deux tumeurs qui se ramollissent et présentent de la fluctuation. L'enfant poursuit le traitement anti-scrophuleux, prend douze bains à Fonsange, et part pour les bains de mer.

OBSERVATION XIV.

Accidents syphilitiques; acné rosacée hypertrophique. Guérison.

M. M... (de B...), âgé de 30 ans, demeurant temporairement dans les environs de Fonsange, était atteint d'une acné rosacée et hypertrophique. Il jouissait d'ailleurs d'une bonne santé; aucun trouble fonctionnel notable ne s'était manifesté chez lui depuis six ans, qui pût lui donner à connaître la maladie hideuse qui le tourmentait.

Ce jeune homme, plein de distinction et d'avenir, occupant déjà un emploi lucratif dans une administration de finances, était très-chagrin, et avec juste raison, de voir sa figure couverte d'une éruption permanente de pustules à différents degrés de suppuration, ou criblée de trous par les orifices élargis des follicules sébacés; son nez, rouge, couperosé, était devenu plus volumineux, le front très-bourgeonné.

Tout l'ensemble de sa physionomie offrait un aspect désagréable, repoussant même, et il fallait vraiment connaître assez M. M..., et pouvoir apprécier ses qualités et ses manières d'homme bien élevé, pour ne pas sentir de la répulsion et de l'éloignement pour une figure abîmée d'une si étrange façon.

Cependant M. M... avait à se reprocher des accidents syphilitiques ; et comme le traitement local de son affection herpétique, fait avec insistance par la méthode abortive, avait complètement échoué, mon esprit, indécis et flottant sur la cause première de la maladie et le choix des moyens à employer, s'est arrêté à l'idée d'acné par infection syphilitique.

J'ai pensé qu'il fallait, avant tout, par un traitement convenable, effacer cette cause morbide.

Pendant tout l'hiver nous avons fait appel aux remèdes spécifiques, sans produire aucun effet appréciable ; l'acné persistait et se montrait par intervalles avec une intensité croissante. M. M... attendit avec une très-grande impatience l'ouverture de l'établissement de Fonsange, l'emploi de ces eaux lui étant indiqué comme une ressource précieuse. Il s'y rendit tous les jours et obtint dans peu de temps une amélioration très-sensible.

Au mois de juillet, après vingt-six bains et la boisson à haute dose de l'eau minérale, M. M... était déjà transformé, sa figure n'était plus repoussante, on pouvait la regarder sans répulsion. Elle était sans doute marquée de trous, mais toute sécrétion sébacée et de pus était tarie. On n'y voyait plus aucune croûte, et son nez, quoique plus gros que dans l'état normal, ne ressemblait plus à ce qu'il était auparavant.

Je recommande au malade de s'abstenir de tout ce qui pouvait entretenir l'affection : des boissons excitantes, par exemple, du café, des alcooliques, et généralement de tout ce qui peut produire un afflux sanguin vers la tête.

Il continue à se laver la figure pendant tout l'hiver avec l'eau de Fonsange.

L'été suivant, M. M..., presque entierement guéri, a repris le traitement thermal, et, avec la plus grande joie, il a vu disparaître les dernières traces de son affreuse maladie.

OBSERVATION XV.

Eczéma chronique envahissant tout le corps. Guérison.

Mme L... (de G...), âgée de 49 ans, d'une constitution assez bonne, d'un tempérament lymphatico-sanguin, est mariée depuis vingt-six ans; elle est mère de quatre enfants, qui tous vivent et se portent bien.

Habitant un pays où la fièvre intermittente est endémique, elle a eu plusieurs atteintes de cette maladie. La dernière remonte à trois ans, elle a été plus longue et plus tenace que les autres. Il a fallu revenir à plusieurs reprises à l'emploi de la quinine et de remèdes secrets en usage dans la localité. Peu de temps après, quelques douleurs articulaires s'étant déclarées , on les a attribuées à l'action du froid ; pour s'en délivrer, la malade s'est couverte de vêtements plus chauds et s'est enveloppée de laine les bras et les jambes. A cette époque, la ménopause s'est annoncée par la cessation de l'écoulement menstruel , et l'âge critique , effrayant Mme L... , lui a inspiré l'idée de se faire appliquer un cautère à la jambe.

Ce fut quelque temps après cette application que la malade commença à ressentir un prurit suivi de l'apparition de petites vésicules. Comme c'était à la jambe où se trouvait le cautère, elle s'estimait très-heureuse d'avoir ainsi fourni une voie toute prête à l'humeur ; mais l'éruption n'a pas daigné s'arrêter là : peu à peu, de la jambe gauche elle a passé à la jambe droite ; les bras aussi ont été envahis avec non moins de promptitude que d'intensité.

Une vive tension, l'aspect luisant de la peau, qui est pointillée de boutons rouges , la démangeaison , la rupture de petites vésicules fournissant un liquide séreux , ont fait bientôt reconnaître un eczéma. La malade, se grattant beaucoup, contribuait elle-même à augmenter le suintement du liquide séro-purulent qui tachait ses linges. L'œdème gagna les deux jambes , et l'éruption envahit encore le ventre, le périnée et les aisselles.

Mme L... a passé huit mois dans cet état de tourment. On a eu recours aux applications émollientes , aux cata-

9

plasmes de farine de graine de lin, aux pommades, au collodion uni au tannin, à l'iode, à la poudre d'amidon, mais sans grand résultat. Le bienfait de tous ces remèdes s'est borné à rendre la maladie stationnaire, sans pouvoir espérer une guérison prochaine, car l'exhalation ne tarissait pas et les squames se reformaient toujours.

L'état général des fonctions de Mme L... est parfaitement intact, tous les organes sont sains; les digestions sont faciles, l'appétit est bon ; rien à noter du côté de la circulation du sang, ni de l'innervation. La malade est décidée à tout supporter pour se délivrer de sa cruelle maladie ; c'est dans ces dispositions qu'elle arrive à Fonsange, dix mois après le début de sa maladie.

Le traitement thermal est commencé le 16 juillet 1861. La malade prend un bain prolongé, chaque jour elle boit trois verres d'eau minérale le matin et trois le soir ; les applications de compresses trempées dans l'eau minérale sont souvent renouvelées.

Mme L... se trouve bientôt soulagée, les surfaces sécrétantes sont moins enflammées, le suintement est diminué d'une manière notable. Le 29 juillet, la rougeur eczémateuse est peu prononcée, l'œdème et la congestion des extrémités inférieures sont en grande partie dissipés. Au dire de la malade, les démangeaisons ont cessé complètement, au moins pour la plus grande partie de la nuit ;

le jour, les mouvements et les fomentations les ont tout à fait supprimées depuis les premiers jours du traitement.

Le 4 août, la malade quitte l'établissement sans aucune nouvelle manifestation d'eczéma. L'hiver s'écoule pour elle dans un bon état de santé ; aussi. le cautère est-il supprimé. Cependant, quelques points rouges disséminés se manifestent de nouveau au mois de mars 1862.

Mme L... revient à Fonsange, et, par une nouvelle médication thermale, sa guérison est confirmée. La peau, dans les endroits atteints, a repris sa souplesse, sa couleur et son aspect normal, sauf les poils qui n'ont pas repoussé. En outre, les parties jadis contaminées d'eczéma sont exemptes de cette teinte brune qui persiste si souvent aux endroits de l'éruption, phénomène qui s'obtient rarement, même après la cure radicale de la maladie qui nous occupe.

OBSERVATION XVI.

Chlorose ; accidents nerveux ; impétigo. Guérison.

Mlle D... (de D...), âgée de 19 ans, a eu plusieurs maladies qu'elle n'est pas en état de bien caractériser, mais qu'elle désigne par un état de souffrance vague dans tout son corps, par des accidents nerveux très-variés et souvent très-graves. A l'âge de 13 ans, elle a subi un traitement pour une chloro-anémie. Peu de temps après, elle a eu une première éruption sur la lèvre supérieure; son visage était couvert de croûtes irrégulières. Cette maladie a duré trois mois. Plus tard, l'affection change de siége : le visage fut épargné aux dépens du cuir chevelu, et cette fois-ci le médecin déclara à la famille que la jeune D... était atteinte de l'impétigo, que cette affection existait chez elle depuis son enfance, car la malade avait primitivement la tête couverte de croûtes de lait, et que, pour la guérir et empêcher le mal de reparaître, il fallait changer le tempérament chloro-anémique et profondément lymphatique.

Tous ces conseils ont été pris au sérieux ; on a abandonné le traitement local, qui réellement n'avait aucune valeur curative, et on a employé une médication active pour modifier la constitution et empêcher le tempérament lymphatique de s'exaspérer.

J'ignore si la constitution de Mlle D... s'est modifiée en quelque chose par le traitement, dont le fond consistait dans l'emploi de l'huile de foie de morue et du fer ; mais telle que j'ai eu l'occasion de la voir pour la première fois à Fonsange, j'ai jugé qu'elle avait encore beaucoup à faire pour améliorer sa santé bien imparfaite. Son expression était triste et rendait bien compte de ce qui se passait à l'intérieur. En outre, ses lèvres étaient couvertes de petites pustules agglomérées qui séchaient sur place et se concrétaient en croûtes jaunâtres plus ou moins humides. La malade avait aussi sur d'autres points de la surface du corps que je ne dois pas désigner, des pustules disséminées. Cette maladie a passé à l'état chronique, et se présente sous la forme de l'*impetigo sparsa*.

Enfant, Mlle D... a été très-délicate, elle l'est restée jusqu'à l'âge de seize ans, époque à laquelle les règles ont paru pour la première fois, quoique d'une manière incomplète. Longtemps la menstruation a été peu abondante et très-douloureuse, précédée et suivie de palpitations, de lassitude et d'irritabilité nerveuse générale. Souvent il lui arrivait d'éprouver une grande perturbation dans cette fonction : les règles étaient supprimées pour deux, trois, quatre mois ; mais alors c'était le tour de l'impétigo : l'éruption apparaissait avec plus de vigueur, la fluxion humorale vers la face était plus aiguë.

Encore dans ce cas, l'eau de Fonsange s'est montrée de la plus complète efficacité. Elle a agi avec puissance, non-seulement sur l'impétigo, mais aussi sur le lymphatisme invétéré de la jeune malade. Elle a eu plus de succès que les préparations de fer, qui, d'ailleurs, dans les maladies de la peau, sont en général plutôt nuisibles qu'utiles, et qui le sont surtout dans la forme de la maladie herpétique qui nous occupe dans cette observation.

La première année, le traitement thermal a produit un

soulagement très-marqué chez notre malade ; l'état local a été pour ainsi dire de prime-abord supprimé. J'ai cru devoir faire observer à la malade que ce traitement et surtout la boisson de l'eau minérale, devaient être pour elle un médicament anti-lymphatique d'une très-grande valeur; mais que le traitement thermal ne produirait chez elle tout son effet, qu'à la condition d'être continué pendant longtemps, dans le but de changer la tendance congestive de la peau, d'écarter la cause morbide, si tenace, que ni l'âge, ni les médicaments employés jusqu'alors n'avaient pu la vaincre.

Pour obtenir ce résultat, Mlle D... est venue passer quatre saisons à Fonsange ; elle a pris soixante-deux bains, elle a bu près de cent litres d'eau minérale ; aussi depuis ce traitement a-t-elle été délivrée de l'impétigo ; les tissus blancs qui dominaient dans sa constitution se sont modifiés, vivifiés et colorés; elle n'est plus ni frêle ni délicate, elle n'est plus sujette aux stases sanguines ni aux perturbations dans les menstrues.

Mlle D... est aujourd'hui mariée. Malgré ce changement de position, elle continue à fréquenter Fonsange, en confirmant de plus en plus le bon résultat qu'elle a obtenu de cette eau minérale.

OBSERVATION XVII.

Érysipèles très-fréquents ; altération de la peau du visage ;
eczéma vésiculeux aux oreilles. Guérison.

Mme S..., des environs d'Uzès, âgée de 58 ans, d'un
tempérament nerveux, très-impressionnable, jouissant
d'ordinaire d'une santé parfaite, n'ayant jamais éprouvé
d'affection cutanée, vivant dans la plus grande aisance et
observant toutes les conditions hygiéniques, voit pour la
première fois survenir un érysipèle à la face ; cette maladie a eu une fin prompte par résolution et desquamation
de l'épiderme. La même année, Mme S... a eu deux
autres érysipèles, un de quatorze jours, le second plus
léger. A partir de cette époque, et chaque année, elle a
vu reparaître plusieurs fois la même affection, se reprodui-
sant à des intervalles inégaux. On ne savait à quelle cause
attribuer la fréquence de cette maladie, car Mme S... pos-
sédait une constitution parfaite, elle était née de parents
sains qui vivaient à côté d'elle et qui étaient exempts de
toute infirmité. Chez elle, toutes les fonctions s'accomplis-
saient dans un ordre parfait, et aucune cause morbide ne
s'est manifestée au médecin qui la soignait, pour prévenir cet érysipèle périodique. A défaut d'indices certains,
il a ordonné l'usage fréquent des bains tièdes, un exer-

cice modéré, un régime doux et principalement végétal, l'usage des purgatifs répétés deux fois par mois, l'application des vésicatoires, et enfin des émissions sanguines.

Rien n'y a fait ; pendant trois ans, Mme S... a dû subir au moins quatre érysipèles par an. Cette maladie n'obligeait pas toujours cette dame à garder le lit ; après quelques frissons, la rougeur érysipélateuse avec gonflement se montrait au nez, à une ou aux deux joues, souvent aux oreilles, pour disparaître le troisième ou le quatrième jour. La résolution était toujours accompagnée par la desquamation de l'épiderme, qui se détachait lentement en pellicules rugueuses ou en poussière blanchâtre. La peau du visage, si souvent frappée de cette maladie, a fini par s'altérer, par perdre la couleur et la souplesse qui lui étaient propres ; elle est restée lisse, tendue, rude au toucher, et légèrement ridée. Ce qui a donné l'idée d'avoir recours aux eaux de Fonsange, c'est qu'il est arrivé plusieurs fois à l'érysipèle de se couvrir de petites vésicules analogues à celles de l'eczéma, et que, derrière les oreilles, il s'est établi un suintement laiteux avec formation de croûtes jaunâtres.

Mme S... a pris les bains dans l'établissement à la température de 55 degrés centigrades, et prolongés au moins pendant une heure. Elle a eu le soin de se lotionner la face avec de l'eau prise à la source, qui n'est qu'à 20° ;

l'eau minérale en boisson ne devait pas dépasser cinq verres par jour.

Sous l'influence de cet appel journalier des forces toniques vers l'enveloppe cutanée, il survient à Mᵐᵉ S... une surexcitation à la face, qui lui faisait mal augurer de l'action des eaux. Craignant avoir pire que l'érysipèle, elle voulait partir, cesser toute médication. J'ai eu assez d'influence sur elle pour lui démontrer qu'elle se trompait ; que la rougeur et le gonflement de la figure étaient une manifestation d'une action curative, un véritable avant-coureur de la suppression de la fluxion érysipélateuse.

Après cette surexcitation, qui n'était qu'une concentration des forces de la vie sur la partie malade, l'action sédative et résolutive de l'eau n'a pas tardé à se faire sentir. Mᵐᵉ S... est partie rassurée, et son espérance n'a pas été déçue, elle n'a plus eu d'érysipèle. La figure a repris son cachet normal, la peau sa souplesse et sa coloration habituelles.

Seulement, pour être véridique, je dois ajouter que la malade est revenue à Fonsange deux ans après, avec un écoulement leucorrhéique très-abondant, ce qui me porte à croire que les phénomènes inflammatoires dont la face était le siége, offrent un degré de continuité et de dépendance avec ce catarrhe utérin.

OBSERVATION XVIII.

Affection catarrhale chronique ; angine laryngée ; gastralgie ; éruption dartreuse héréditaire. Guérison.

M. D... , natif de ... , mais habitant Paris depuis plusieurs années , est venu à Fonsange avec une éruption dartreuse héréditaire, qui s'était fixée depuis quelque temps à la face interne et supérieure des cuisses.

L'excitation de ces parties était grande , le malade était obligé d'avoir recours à de fréquentes lotions ou à des applications de pommades, pour calmer la douleur des excoriations et des vives démangeaisons. Cette maladie n'était pas la seule des manifestations morbides de M. D..., il en ressentait de bien plus graves , et qui préoccupaient beaucoup plus son esprit.

Voici les motifs de ses douloureuses préoccupations :

Parti de sa ville natale jeune encore , il avait vécu à Paris, depuis dix-huit ans jusqu'à vingt-six, dans tous les excès. Prenant la passion pour guide , il avait sans réflexion aucune donné tête baissée dans tous les égarements de son âge. N'eussent été son tempérament de fer et sa bonne constitution, il aurait, de son propre aveu, succombé à la violence de ses désordres. Aussi le revers de la médaille ne tarda-t-il pas à se montrer. Ce furent d'abord des vertiges avec tournoiement des objets environnants et affaiblissement de la vue. Dans ces moments, le malade avait peine à conserver l'équilibre. D'autres fois il n'avait pas de vertiges, mais la diplopie; il voyait les objets exposés à ses regards se multiplier un certain nombre de fois.

Un traitement hydrothérapique a fait disparaître les vertiges et les troubles de la vue, mais la constitution de M. D... a continué à se détraquer. Il avait la tête lourde, des maux de reins qui ne lui permettaient pas de rester longtemps debout; l'appétit était devenu insignifiant, la digestion longue, laborieuse; le ventre gros, tendu; il semblait souvent au malade qu'il l'empêchait de respirer.

Les nuits étaient remplies de rêves pénibles; des pollutions nocturnes involontaires rendaient le malade triste, mélancolique, découragé. Pendant deux ans il a suivi divers traitements qu'il serait trop long d'énumérer; en dernier lieu, il alla deux fois prendre les eaux de Vichy, et obtint une amélioration du côté des voies digestives.

Quelque temps après son retour à Paris, et pendant une épidémie de grippe, il contracta cette maladie d'une manière assez violente, et la garda tout l'hiver. Depuis, M. D... ne peut éprouver la moindre variation atmosphérique sans être pris d'un catarrhe prolongé ou d'une angine gutturale ou laryngée. L'invasion de ce nouvel état

fluxionnaire vers les bronches et le larynx, fatigue beaucoup le malade ; il lui suffit souvent de quitter un appartement chauffé pour un autre qui ne l'est pas, pour se
sentir aussitôt pris par des quintes d'une toux sèche, et
passer ensuite les nuits sans sommeil, dans un état de
fatigue très-pénible. Ces crises, devenant plus fréquentes,
obligent M. D..., d'après les conseils de ses médecins,
à chercher dans le climat de son pays natal le remède
pour guérir une affection catarrhale aussi tenace.

Après un séjour de deux mois chez lui, M. D... arrive
à Fonsange. Il y a chez lui quelques restes d'un beau jeune
homme ; il est grand, bien fait, mais maigre et sec. A
peine a-t-il trente ans et on lui en donnerait quarante bien
facilement. Il se tient courbé, voûté, avec les omoplates
comme détachées; sa démarche est timide et embarras-
sée. Tous les beaux priviléges de son âge sont perdus
pour lui, ses joues sont flasques et d'une pâleur blême,
ses yeux sont sans éclat, sa face fanée, sans expression.
Les fonctions qui se rapportent à l'ensemble du système
digestif vont bien, mais une toux sèche persiste, ainsi
que les pertes séminales involontaires.

Ce qui me frappe de prime-abord chez ce malade,
après m'être assuré par l'auscultation que la poitrine est
relativement saine, c'est l'état particulier de la peau. Je
la trouve sèche, rugueuse, parcheminée ; il me semble

que les divers traitements qu'on a opposés à l'affection
catarrhale devaient être impuissants, puisqu'ils n'ont pas
eu pour effet de rétablir les fonctions de l'organe cutané.
Aux renseignements donnés plus haut, M. D... ajoute
qu'il était sujet à d'abondantes sueurs sous les aisselles,
et qu'elles ont cessé depuis longtemps.

D'un côté, l'affection dartreuse héréditaire aux aines ;
de l'autre, la grande fonction cutanée s'accomplissant
mal, me font croire que l'affection catarrhale du système
muqueux de la gorge, du larynx et des bronches, est
sous la dépendance de l'inertie et de l'atonie cutanée.
Ces maladies doivent inévitablement guérir à Fonsange.
Quant à l'affaiblissement des forces vitales, à l'ébranlement
organique, à l'épuisement nerveux, le malade pourra en
demander la guérison à une vie de labeurs et d'occupations constants, à un emploi raisonnable de l'ensemble des
forces qui lui restent encore, à des sentiments plus purs
et surtout au besoin impérieux pour lui de s'arrêter sur
cette pente fatale qui l'a déjà conduit à une caducité pré-
coce.

Sous l'influence du traitement thermal, l'eczéma des
cuisses a promptement disparu; à peine le malade était-il
arrivé au douzième bain, qu'il s'est aperçu d'une sorte
de perturbation du sentiment vers la peau. Il y éprouvait
une chaleur et une réaction sensibles. Cet organe est de-

venu souple, humide ; la sécrétion des sueurs s'est déclarée aux mains, aux pieds, et à la fin elle s'est établie aux aisselles. Le malade, pendant son séjour à Fonsange, a vu disparaître encore la toux, les picotements incommodes à l'arrière-bouche. Le réveil des fonctions régulières de la peau devenait manifeste, et les effets sur l'état maladif des bronches de plus en plus favorables.

M. D... a passé un mois à Fonsange ; il a pris vingt-huit bains et a bu un litre d'eau minérale par jour. A son départ, j'ai pu considérer son retour à la santé comme une preuve de plus de la puissante efficacité des eaux de Fonsange dans les affections catarrhales, alors même qu'elles se rattachent, comme dans ce cas, d'une manière directe, au défaut vital de fonction de la peau.

Telles sont les observations que j'ai cru devoir consigner ici, pour compléter mon Étude sur les eaux de Fonsange. Il me serait très-facile d'en multiplier le nombre. Je pourrais rapporter celles de bien d'autres malades qui ont trouvé dans l'emploi des eaux de Fonsange des guérisons inespérées ou des soulagements durables.

J'ai choisi à dessein les cas les plus graves, les faits les plus saillants et les mieux déterminés, ceux, en un mot, qui pouvaient mettre le lecteur à même d'apprécier avec le plus de justesse le mode d'action et certaines particularités d'effet physiologiques de ces eaux, qui n'ont pas été signalées par mes prédécesseurs.

Si, me plaçant à un autre point de vue, j'eusse voulu rendre compte de tous les bons résultats obtenus depuis le commencement de mon inspection, qui date de cinq ans seulement, j'aurais été obligé d'accumuler une masse considérable de faits intéressants sans doute et attestant chacun, une fois de plus, la puissance curative et la bienfaisante utilité de ces eaux ; mais ce travail se serait démesurément accru, et j'aurais dû répéter sous une autre forme les mêmes genres de maladies.

Je dispense mes lecteurs de ces redites inutiles, très-longues et peu nécessaires : *Non bis in idem.*

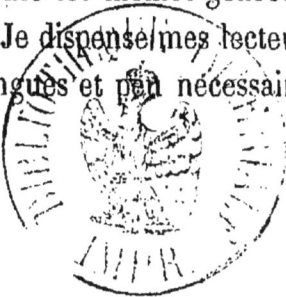

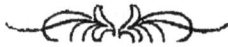

TABLE DES MATIÈRES

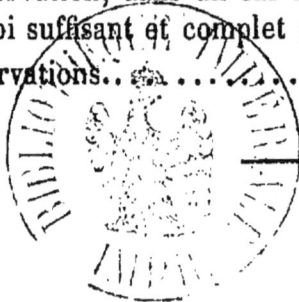

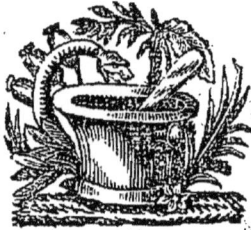

www.ingramcontent.com/pod-product-compliance
Lightning Source LLC
Chambersburg PA
CBHW071446200326
41519CB00019B/5639